DOCTEUR JEAN-PIERRE RUASSE

Lauréat de la Faculté de Médecine de Paris
Lauréat de l'Académie Nationale de Médecine
Ex-Assistant à la Faculté
Président d'Honneur du Syndicat national
des Enseignants-Chercheurs en Homéopathie

L'INDISPENSABLE EN HOMÉOPATHIE

la matière médicale simple et le répertoire de base.

4e édition

techniced

Sommaire

avant-propos

L'Homéopathie est aujourd'hui dans une situation paradoxale, en quelque sorte victime de son succès.

Succès parce que les extraordinaires progrès de la médecine classique sont trop souvent mal « digérés » au niveau de l'application, ce qui aboutit à de grandes et parfois désastreuses inadaptations entre les états pathologiques et les traitements qu'on leur oppose : déluge d'antibiotiques pour le moindre épisode infectieux, d'anti-inflammatoires pour la moindre douleur, de tranquillisants et d'anti-dépresseurs majeurs pour le moindre vague à l'âme, d'hormones pour le moindre dys-fonctionnement endocrinien, etc... on pourrait multiplier les exemples. Il en résulte à la fois une multiplication des maladies iatrogènes et de graves problèmes financiers. Si bien qu'on assiste à un intérêt de plus en plus grand pour les médecines « douces » dont l'Homéopathie, la Diétothérapie et l'Acupuncture sont les trois seuls représentants incontestables.

Mais victime parce que cet intérêt n'a pas manqué d'apparaître à certains comme un « créneau » économique alléchant. On a vu alors fleurir et prospérer des «homéopathes » douteux (dont les « Obésiologues » sont la charlatanesque caricature), et on a vu surtout se parer du masque de l'Homéopathie des thérapeutiques variées, peut-être efficaces, mais qui n'ont rien à voir avec son seul et unique fondement expérimental qui est la Loi de Similitude. Au milieu de ce fatras, on a donc vu de plus en plus de médecins désemparés, de malades à la dérive.

Mais en quoi cette situation, bien connue des vrais homéopathes, justifie-t-elle ce petit livre, alors qu'il est tant d'excellentes Matières médicales complètes et de travaux fondamentaux, signés des plus grands noms ?

Précisément parce qu'il m'est apparu qu'un certain nombre de médecins, et particulièrement des jeunes, intéressés par notre méthode, se trouvaient parfois déconcertés par le foisonnement des données de ces grands traités, et tentés, pris qu'ils étaient par les difficultés du quotidien, d'esquiver progressivement l'étude et l'application de la Matière médicale pure, au profit de « recettes » mettant en œuvre des mélanges de plus en plus abondants de remèdes variés (ce qui ne conduit généralement qu'à l'échec), voire au profit d'autres techniques, à peu près dépourvues de bases expérimentales et de fiabilité plus que douteuse.

D'autre part, la vocation de l'Homéopathie est d'être d'usage universel, et non point réservé à une « élite » médicale. Tout médecin, quelle que soit son orientation, est appelé à l'intégrer dans son arsenal thérapeutique quotidien. Même si, pour diverses raisons, il renonce à en explorer toutes les arcanes en leur profondeur, il doit pouvoir valablement prescrire les grands médicaments ; c'est d'ailleurs uniquement s'il s'y initie sans larmes et les prescrit à bon escient qu'il en découvrira petit à petit toute la valeur, par l'expériencc pratique et non la théorie.

Il m'a paru enfin souhaitable que soient mises à la disposition de tous ceux qui concourent à la Santé publique (pharmaciens, professionnels para-médicaux, etc...) les données de base nécessaires tant à la compréhension de la prescription médicale qu'au conseil judicieux des patients.

J'ai donc pensé qu'il fallait faire simple, aussi bien dans la forme (2 pages face à face par remède étudié) que dans le fond : en quelque sorte l'atome de départ sur lequel doivent venir se structurer, comme au cours de la croissance d'un cristal ou d'une perle, tous les détails, finesses et subtilités qui demandent, pour s'acquérir, beaucoup de temps, d'expérience et de travail.

C'est aussi cette option de simplicité qui m'a conduit à ne proposer ici que 120 médicaments d'action générale, plus 30 autres d'intérêt plus focalisé, mais celui qui connait bien ces 150 là peut déjà convenablement pratiquer et se dire homéopathe sans faire trop illusion à lui-même et à autrui.

Au total, cette Matière Médicale simple n'a pas d'autre ambition que d'être un point de départ pour les uns.... et un aide-mémoire pour les autres.

introduction

Avant de passer à l'étude des médicaments, il est nécessaire de préciser rapidement quelques notions fondamentales.

Et d'abord, qu'est-ce que l'homéopathie ?

L'Homéopathie est une méthode thérapeutique mettant en oeuvre une donnée empirique appelée "Loi de similitude", que l'on peut exprimer ainsi: "toute substance qui, administrée à un individu sain, développe en lui un ensemble de symptomes, est capable de guérir le même ensemble de symptomes présenté par un malade sous des influences diverses". Ainsi la Belladone, qui entraîne expérimentalement un syndrome d'allure congestive avec rougeur, chaleur, douleur et tuméfaction, sera indiquée dans tout ensemble pathologique présentant les mêmes caractères, par exemple une angine rouge.

L'expérimentation chez l'Homme sain est faite soit à l'aide de doses toxiques (toxicologie aiguë ou chronique), soit à l'aide de doses infinitésimales.

L'ensemble des symptomes significatifs recueillis au cours des expérimentations constitue la *pathogénésie* du médicament, à laquelle on intègre également des symptomes non expérimentaux, mais régulièrement guéris lors de l'administration aux malades. L'ensemble des pathogénésies – qui ont donc ainsi une double origine, expérimentale et clinique – constitue la *Matière médicale* homéopathique.

Ainsi tout l'art de l'homéopathe consiste-t-il, après avoir fait le diagnostic classique de la maladie (bien entendu indispensable pour d'évidentes raisons), à individualiser simultanément le malade et le médicament:

- le malade, en recherchant par quels symptomes particuliers, (éventuellement insolites), mentaux, généraux et locaux il colore son tableau clinique, de telle sorte qu'il (ou elle) fait *son* angine, ou *sa* ménopause,
- et le médicament par son tableau expérimental semblable, et qui est donc de ce fait homéopathique au patient, et non orienté seulement vers le traitement de *l'*angine ou de *la* ménopause.

Historique

L'Homéopathie existe depuis que la médecine a commencé à devenir une science puisqu'Hippocrate, le premier, a vu que la cantharide, qui provoque un syndrome d'irritation urinaire, était capable de guérir la cystite commune (et l'on notera que *Cantharis*, plus de 2000 ans plus tard, a la même et fidèle action). Ce n'est donc pas d'hier qu'est né l'adage "Similia similibus curentur": les semblables sont guéris par les semblables.

Mais c'est HAHNEMANN, médecin allemand né en Saxe en 1755 et mort à Paris en 1843, qui a réellement fondé l'Homéopathie en observant que le quinquina, largement utilisé à l'époque pour traiter la fièvre intermittente, était capable d'entraîner une fièvre semblable lorsqu'il était administré à l'Homme sain.

Il a ainsi expérimenté sur lui-même et son entourage une grande quantité de produits, a montré l'importance de la dilution-dynamisation, codifié la préparation des médicaments, décrit les éléments essentiels des diathèses homéopathiques.

Depuis, bien des progrès ont été accomplis dans le monde entier, mais les bases de l'enseignement d'Hahnemann sont toujours valables, confortées chaque jour davantage par l'observation clinique et l'expérimentation *in vivo* et *in vitro* qui confèrent à son oeuvre une étonnante jeunesse.

Les dilutions

Hahnemann avait vu très tôt que le remède semblable entraînait souvent, au début, une aggravation du patient, puisqu'il ajoutait ses effets symptomatiques à ceux de la maladie spontanée.

En diminuant progressivement les doses, *et jusqu'à l'infinitésimalité*, il découvrit alors d'une part que l'action bénéfique du médicament non seulement persistait, mais s'élargissait, d'autre part qu'elle était beaucoup plus douce, enfin que certains produits inertes à doses pondérales développaient une activité considérable à des doses infinitésimales.

C'est pourquoi il a appelé "dynamisation" (et nous le faisons après lui) le procédé de dilution-agitation qu'il a mis au point et qui constitue la préparation *hahnemannienne*.

Le principe en est simple: une goutte de produit de base (ou "Teinture-mère") est mélangée à 99 gouttes de solvant, et le flacon est fortement agité: on obtient ainsi la première dilution hahnemannienne, ou 1ère CH. Une goutte de cette 1ère CH est mélangée dans un autre flacon à 99 gouttes de solvant; après agitation, on obtient la 2ème CH. En continuant ainsi, on fabrique les dilutions de la hauteur qu'on veut. A noter qu'en prenant une goutte de produit pour 9 gouttes de solvant, on obtient, selon le même principe, des dilutions décimales. Très habituellement, on fixe ces dilutions sur des granules ou des globules de lactose.

On peut certes utiliser n'importe quelle dilution, mais l'expérience clinique a consacré l'usage selon lequel on se sert surtout des 1ère, 3e et 6e décimales, et des 4e, 5e, 6e, 7e, 9e, 12e, 15e et 30e CH.

Les successeurs d'Hahnemann ont inventé d'autres techniques de dilution-dynamisation, en particulier la technique *korsakowienne*, dont le principe est le suivant. Le premier flacon, contenant la 1ère CH, est vidé (et son contenu jeté ou utilisé selon les besoins). Mais une partie du liquide reste adhérente à la paroi. Lorsqu'on peut admettre qu'environ 1 goutte reste ainsi dans le flacon, on ajoute de nouveau 99 gouttes d'eau. Après agitation, on obtient ainsi la 2ème dilution korsakowienne, ou 2 K. Le flacon est de nouveau vidé, la goutte restante mélangée à 99 gouttes d'eau, et l'agitation aboutit à la 3ème K, etc...

L'expérience, ici aussi, a fait qu'on utilise surtout les 6 K, 30 K, 200 K, 1.000 K et 10.000 K. Ce mode de préparation dit "à flacon unique", est très utilisé à l'étranger. En France, il l'a été pendant longtemps, mais aujourd'hui seules les hahnemaniennes sont remboursées par la Sécurité sociale. La vérité oblige à dire que les korsakowiennes sont regrettées par nombre d'homéopathes, qui les trouvaient beaucoup plus douces, et d'usage plus étendu. Peut-être parce qu'elles sont en réalité des mélanges de dilutions, ce qui permettrait d'élargir beaucoup le spectre d'action du médicament (un peu comme on a plus de chances de toucher une cible en tirant à plombs plutôt qu'à balle). C'est aussi pour cette raison que, quoi qu'on en ait dit, il est tout-à-fait impossible d'établir des correspondances fixes entre les deux échelles de dilutions : une 6 K n'équivaut pas à une 4 CH, pas plus qu'une 30 K à une 5 CH ou une 200 K à une 7 CH...

Règles générales de posologie

Quelle dilution choisir dans un cas donné ? C'est toujours un problème délicat. Pour simplifier, on se rappellera la règle traditionnelle, toujours valable : plus l'homéopathicité sera à un niveau élevé, c'est-à-dire portant sur beaucoup de signes, et sur des signes de haute valeur : étiologiques (maladies suite de...), mentaux, généraux, fonctionnels, plus la dilution sera élevée (9 CH et 200 K, et au delà), et plus la répétition sera rare, réglée sur la durée d'action observée du médicament.

A l'inverse, plus l'homéopathicité sera faible : peu de signes, et des signes de moindre valeur (signes locaux, lésionnels), plus la dilution aussi sera faible (de la T.M. ou 1 D à la 7 CH ou à la 30 K).

De toute façon, on espacera les prises au fur et à mesure de l'amélioration.

Cette règle souffre bien des exceptions dans la pratique, mais c'est un bon point de départ.

Les diathèses et la conception homéopathique du terrain

La conception homéopathique de la pathologie a considérablement évolué depuis Hahnemann, en particulier en ce qui concerne les diathèses, qui en sont l'élément central.

Qu'est-ce qu'une diathèse? Le dictionnaire Robert la définit comme "la disposition d'une personne à être atteinte d'une affection de même nature, simultanément ou successivement". On parle ainsi encore parfois de diathèse arthritique, de diathèse goutteuse, etc...

Mais la définition de la diathèse, en Homéopathie, est un peu différente. L'expérience clinique de tous les jours montre en effet, à qui veut bien se donner la peine de regarder, que la plupart des individus, porteurs de maladies très diverses et apparemment distribuées au hasard, réagissent pourtant, au cours de leur vie, selon de grands aspects évolutifs communs:

- les uns seront porteurs de troubles à rechutes, où les alternances pathologiques seront nombreuses, qui les feront passer de troubles cutanés en manifestations digestives, respiratoires ou rhumatismales;
- les autres associeront une grande sensibilité neuro-psychique à des troubles plus ou moins profonds de la nutrition, une mauvaise résistance aux infections (par exemple les rhinopharyngites itératives de l'enfance), une insuffisance veineuse chronique;
- d'autres encore verront se succéder des épisodes inflammatoires, éventuellement ulcératifs, plus ou moins vite suivis de lésions scléreuses;
- enfin certains, de mentalité souvent dépressive, présenteront des inflammations plus ou moins chroniques des muqueuses, une tendance à la rétention d'eau, ainsi qu'à la production de néoformations cutanées ou muqueuses bénignes telles que kystes, polypes, condylomes.

Bien entendu, l'humanité entière ne se répartit pas de façon tranchée entre quatre groupes, et tous les intermédiaires et associations sont possibles, mais l'expérience clinique reconnaît surabondamment ces quatre types d'histoire naturelle, qui caractérisent le terrain, et que nous appelons les diathèses homéopathiques. Ce sont :

- **La psore**, caractérisée par :
— les affections faisant suite à la suppression d'éliminations (éruptions "rentrées", par exemple)
— les alternances pathologiques : eczema, asthme, rhumatisme, bronchite
— la périodicité des symptomes et leur retour plus ou moins régulier, les rechutes
— les troubles de la thermorégulation : frilosité excessive ou intolérance à la chaleur
— les anomalies de l'appétit et les troubles digestifs
— la tendance aux parasitoses.

- **Le tuberculinisme**, qui n'est, pour certains, qu'une forme clinique particulière de la psore, est marquée par :
— une certaine hypersensibilité nerveuse
— des troubles de la nutrition : amaigrissement malgré un appétit en général bien conservé, des difficultés de croissance
— une grande susceptibilité au froid avec fréquence des affections rhino-pharyngées et respiratoires
— une tendance aux inflammations muqueuses et séreuses
— des troubles de la circulation veineuse

- **La sycose** a pour manifestations communes :
— le point de départ des troubles fréquemment retrouvé dans des agressions infectieuses (maladies sexuellement transmissibles par exemple) ou chimiques de toutes origines
— une mentalité à tendance dépressive
— des relations difficiles avec l'eau, à la fois mauvaise répartition corporelle avec "infiltration" et sensibilité particulière à l'humidité extérieure
— des irritations muqueuses avec écoulements épais
— la production de kystes, condylomes, polypes, verrues, etc...

- **Le luétisme** enfin est défini par :
— un certain déséquilibre neuro-psychique
— des processus pathologiques évoluant de l'inflammation vers les troubles trophiques (ulcérations, sclérose)
— des troubles ostéo-ligamentaires entraînant des dyssymétries, des anomalies de la croissance
— l'aggravation nocturne des troubles

Quelle est la signification profonde de ces diathèses? Nous allons voir que les idées à ce sujet ont beaucoup évolué depuis le début.

Hahnemann et les "miasmes"

L'origine de la notion de diathèse en Homéopathie remonte à Hahnemann lui-même, qui a vu très vite que les bons résultats des traitements homéopathiques étaient chez beaucoup de patients remis en cause par des rechutes, des récidives des symptomes traités, et aussi par l'apparition de symptomatologies nouvelles. Ainsi suffisait-il de peu de choses, d'une agression extérieure minime pour que, dit-il "l'un ou l'autre des maux dont on avait triomphé reparût bientôt, accompagné même d'accidents nouveaux, sinon plus fâcheux que ceux dont l'homéopathie avait précédemment procuré la suppresion, fréquemment du moins aussi graves, et maintenant plus opiniâtres (...). Le moyen dont on s'était bien trouvé la première fois réussissait d'une manière beaucoup moins complète, et quand on le réitérait encore une troisième fois il était couronné d'un succès moins marqué encore."

Ainsi fut-il amené à penser qu'au delà de la cause apparente et ponctuelle de chaque épisode pathologique, il y avait une cause profonde et beaucoup plus générale responsable de toute l'histoire de la maladie, aussi bien de ses manifestations actuelles que de toutes celles qui les avaient précédées.

Il remarqua alors que beaucoup des histoires pathologiques de ses patients pouvaient se regrouper en trois grands types d'importance inégale.

Il nota aussi que ces ensembles pathologiques ressemblaient à ceux qui étaient engendrés par trois maladies connues: la gale, la syphilis et la maladie des végétations vénériennes.

De là à penser qu'il y avait entre ces trois maladies et les trois entités cliniques qu'il avait découvertes non pas une simple ressemblance, mais une véritable relation de cause à effet, le pas fut vite franchi. Beaucoup trop vite, nous le savons aujourd'hui. Mais, à cette époque où le pasteurisme n'était pas né, il ne pouvait guère en être autrement.

Ainsi affirma-t-il que les mêmes "miasmes" (car, si les germes n'étaient pas connus, la contagiosité était une notion bien établie) étaient responsables à la fois de la gale, de la syphilis, de la maladie des fics, et des "maladies chroniques" dont l'observation minutieuse de l'histoire de ses patients lui avait fait découvrir l'existence.

Les "toxines"

L'avénement de la bactériologie a totalement démembré les classifications nosologiques anciennes.

Mais il était encore dans l'air du temps de ramener l'essentiel de la pathologie à des contaminations infectieuses.

Comme on avait vu, à la suite de la découverte de la tuberculine, qu'un bon nombre de germes étaient capables de sécréter des toxines, on a transféré à celles-ci la responsabilité des maladies chroniques.

C'est le Suisse Nebel qui a systématisé cette notion toxinique de la pathologie touchant non seulement le sujet infecté, mais aussi sa descendance. Si bien que le malade d'aujourd'hui apparaissait comme la victime d'une intoxination non seulement personnelle, mais héréditaire.

Ainsi tuberculinisme, luétisme et sycose étaient-ils respectivement les résultats d'une tuberculose, d'une syphilis ou d'une gonococcie atténuées ou héréditaires. Pour la sycose, on y ajoutait les mauvais effets des vaccinations. Quant à la psore, elle était plus ou moins rapprochée du tuberculinisme (qui pour certains en était une forme clinique), ou bien était vue comme une diathèse à part entière, plus ou moins liée à des erreurs hygiéno-diététiques.

Les types sensibles et les constitutions

Par ailleurs, dès le début de l'Homéopathie, Hahnemann avait remarqué qu'un certain nombre de produits, dans leurs indications symptomatiques, étaient plus efficaces chez certains sujets que chez d'autres. Sa description du type sensible de Pulsatilla est un classique du genre; résumons-la: "L'usage de la Pulsatille sera d'autant plus salutaire qu'on rencontrera (...) une humeur pleureuse, de la propension (...) à la douceur et à la résignation, surtout si *avant de tomber malade*, (et j'insiste bien: "avant de tomber malade", c'est-à-dire qu'il s'agit du sujet *dans son état normal.* Note de l'A.), le sujet était bienveillant et doux (même léger et inconstant). Ce médicament convient aux tempéraments calmes et lymphatiques. Il est au contraire peu approprié aux hommes prompts à prendre parti et précipités dans leurs mouvements". Plus tard, on a ajouté à la description du type sensible de Pulsatilla les cheveux blonds et les yeux bleus et, pour les hommes, "la chair blanche et les formes arrondies" (Charette).

Cela signifie deux choses:

— d'une part que l'expérimentation pathogénétique de Pulsatilla s'est révélée d'autant plus riche en symptomes d'autant plus nets que les expérimentateurs se trouvaient être d'une complexion d'autant plus proche du type sensible décrit;

— d'autre part que l'action thérapeutique de *Pulsatilla*, indiquée par les symptomes pathologiques ressemblant aux symptomes pathogénétiques (p.e. stase et congestion veineuse, catarrhes muqueux chroniques) sera d'autant plus efficace que ces signes de maladie se seront développés chez un sujet correspondant au type sensible.

On voit donc qu'un type sensible se définit comme l'*association constitutionnelle donnée, génétique, d'un aspect morphologique et d'un comportement psychologique de fond d'un "caractère".*

Et, comme un certain nombre de ces associations morpho-psychologiques présentaient des analogies, on les a regroupées en ensembles appelés *constitutions*.

Les homéopathes n'ont certes pas inventé cette notion de constitution, que l'on retrouve dans les plus anciennes traditions médicales depuis Hippocrate.

Mais Nebel et ses successeurs ont systématisé la théorie constitutionnaliste, finissant par confondre la morphologie (bréviligne, longiligne, asymétrique ou équilibrée), la prédominance supposée dans le métabolisme du sujet d'une substance chimique (carbonate de calcium, phosphate tricalcique, fluorure de calcium et soufre) et, au bout du compte, médicament homéopathique de fond (*Calcarea carbonica, Calcarea phosphorica, Calcarea fluorica et Sulfur*).

Allant encore plus loin, certains auteurs ont répandu l'idée que les "toxines", se fixant sur le patrimoine héréditaire, étaient capables, non seulement comme nous l'avons vu d'entraîner dans la descendance des prédispositions pathologiques, mais aussi de lui imposer des caractères morpho-psychologiques.

Ainsi se retrouvaient réunies dans un ensemble apparemment cohérent les constitutions et les diathèses.

Après avoir connu un extraordinaire succès, ces conceptions sont totalement abandonnées des auteurs modernes car:

— les "toxines" sont une vue de l'esprit, qui n'ont jamais – et pour cause! – pu être mises en évidence;
— la prédominance supposée des trois sels de Calcium dans l'économie ne correspond à aucune donnée métabolique vérifiée;
— les "inventeurs de constitutions" sont nombreux et, si aucune classification n'est dénuée d'intérêt, elles sont peu compatibles entre elles, et finalement sans grand débouché pratique.

Où en est-on aujourd'hui?

1. Les tableaux cliniques diathésiques correspondent à une réalité quotidienne.

2. Ils signifient qu'il existe quelques grands types d'histoires naturelles pathologiques, caractérisant le terrain homéopathique.

3. Rarement purs, ils sont cependant habituellement assez nets pour:
— faciliter la recherche du médicament,
— se faire une idée de l'histoire personnelle et familiale dans laquelle s'inscrit l'épisode actuel, donc, dans une certaine mesure, prévoir l'évolution pathologique du sujet, et tenter de la prévenir par un traitement ou des précautions convenables.

4. Mais l'étiologie des diathèses reste totalement inconnue. Comme dans d'autres domaines, la manifestation d'une diathèse n'est que la résultante de la dialectique entre un donné génétique et des contraintes environnementales.

5. Les manifestations pathologiques apparemment localisées sont dans la grande majorité des cas les manifestations locales d'une affection générale. Cette notion est parfois reconnue en clinique ordinaire, mais la conception homéopathique des diathèses permet de la systématiser.

Il en résulte que le seul traitement local est voué soit à un succès précaire, soit à favoriser d'autres troubles sur d'autres appareils, et habituellement sur un mode plus grave.

6. Hors les maladies aiguës accidentelles (maladies infectieuses épidémiques, traumatismes...), tout état pathologique, même aigû, doit faire l'objet d'une enquête anamnestique personnelle et familiale permettant de le placer dans une "histoire" mono ou poly-diathésique (c'est ce que nous appelons la "totalité des symptomes").

7. Les tableaux pathogénétiques expérimentaux permettent aussi de dégager de grands syndromes communs correspondant aux grands types d'histoire clinique.

On peut ainsi décrire des grands médicaments à profil :

- psorique : *Arsenicum album, Antimonium crudum, Calcarea carbonica, Causticum, Graphites, Kali carbonicum, Lycopodium, Silicea, Sepia, Sulfur, Psorinum*
- tuberculinique : *Arsenicum album, Calcarea phosphorica, Iodum, Natrum muriaticum, Phosphorus, Pulsatilla, Sepia, Silicea, Sulfur iodatum, Tuberculinum*

- sycotique : *Calcarea carbonica, Causticum, Natrum sulfuricum, Nitri acidum, Sepia, Silicea, Thuya, Medorrhinum*
- luétique : *Argentum nitricum, Aurum metal, Baryta carbonica, Calcarea fluorica, Iodum, Kali bichromicum, Mercurius, Nitri acidum, Phytolacca, Platina, Staphysagria, Luesinum.*

Bien entendu, pas plus les médicaments que les hommes ne peuvent être rigoureusement classés en quatre familles strictes (rien que dans la liste ci-dessus, pourtant très restreinte, plusieurs se retrouvent dans au moins deux diathèses (Calcarea, Causticum, Nitri acidum, Sepia...)

8. Parmi ces médicaments, certains (appelés naguère nosodes et aujourd'hui *biothérapiques*) sont constitués de produits biologiques particuliers. Citons Psorinum (liquide d'une vésicule de gale), Tuberculinum (tuberculine brute) , Medorrhinum (pus gonococcique) et Luesinum (sérosité de chancre syphilitique). Il en est bien d'autres, préparés à partir de "produits d'origine microbienne non chimiquement définis, de sécrétions ou d'excrétions pathologiques ou non, de tissus animaux ou végétaux" (Pharmacopée française, 8ème édition, 1965), mais si j'ai cité principalement ces quatre-là, c'est que leurs pathogénésies comportent beaucoup de signes appartenant respectivement à la Psore, au Tuberculinisme, à la Sycose et au Luétisme.

Mais cela ne signifie en aucun cas que tout psorique soit un ancien galeux, tout tuberculinique un ancien cavitaire, tout sycotique un ancien blennorragique, et tout luétique un vieux vérolé! Cela signifie que la gale, la tuberculose, la gonococcie et la syphilis présentent des tableaux cliniques ressemblant à ceux des histoires naturelles diathésiques. Il y a similitude de manifestations cliniques, mais en aucune manière relation étiologique. Par contre, cette similitude étendue et profonde fait des biothérapiques des médicaments homéopathiques puissants.

9. Le mot de "toxines" doit disparaître du vocabulaire homéopathique. Sauf le cas très précis de composés biologiques déterminés (endo ou exotoxines microbiennes ou fongiques), il doit d'ailleurs disparaître du vocabulaire médical. "Eliminer ses toxines" est une expression plaisante et parlante, mais sans signification biologique (ou de signification tellement complexe qu'elle est inappréhendable!).

10. La notion de constitution est étrangère à l'Homéopathie. Plus exactement, elle n'est pas spécifiquement homéopathique: elle appartient à l'anthropologie générale, et aussi à la pathologie générale, pour autant que le type constitutionnel conduit le sujet atteint d'une maladie donnée à en développer préférentiellement telle ou telle forme clinique, au sens qu'à ce mot en médecine classique.

11. La notion de type sensible doit être clairement reprécisée. Il s'agit, quand elles existent, des caractéristiques physiques et psychiques du sujet en son état normal, non décompensé, en équilibre, mais qui présente déjà des indices révélant ses points faibles. Trop souvent, on voit confondre ces données (en fait fondamentalement génétiques) avec des signes pathogénétiques: c'est un contresens, et la source d'inextricables confusions. Dans l'application pratique aussi les choses doivent être clairement affirmées : le type sensible ne doit jamais à lui seul entraîner la prescription. Celle-ci se fait d'abord sur les signes pathogénétiques, et alors tant mieux (mais seulement tant mieux!) si ces signes se développent chez un sujet porteur du type sensible.

12. Le diagnostic diathésique ne doit pas à lui seul enfermer la prescription, laquelle doit toujours être soumise au respect de la Matière médicale.

Il faut tout à fait se méfier des soi-disant "suites de remèdes", car tant de facteurs ponctuels peuvent intervenir dans une évolution individuelle qu'un médicament classiquement lié à une diathèse peut parfaitement s'imposer à un moment donné chez un sujet relevant fondamentalement d'une autre.

En conclusion

Au total, nous voyons que les idées sur les maladies chroniques ont beaucoup évolué depuis Hahnemann.

Après beaucoup d'errements, on retrouve les fondements mêmes de la méthode, qui consiste finalement toujours à mettre face-à-face deux ensembles réactionnels, l'un pathologique, l'autre expérimental:
— symptomatologiquement semblables: angine et intoxication par le mercure, cystite et intoxication par la cantharide, hépatite virale et intoxication par le phosphore, psore et gale, tuberculinisme et tuberculose chronique,
— mais étiologiquement étrangers: il n'y a rien de commun entre streptocoque et mercure, colibacille et cantharide, virus de l'hépatite et phosphore, histoire psorique et sarcopte, histoire tuberculinique et B.K., etc...

Quant aux mécanismes intimes de cette similitude, ils doivent sans doute être recherchés dans la génétique fondamentale et la biologie moléculaire. Ils sont encore tout-à-fait inconnus, mais au moins sommes-nous aujourd'hui libérés des interprétations dogmatiques qui enfermait l'Homéopathie dans l'irrationalité des mythes.

Les limites de l'homéopathie

Tout se passe comme si le médicament homéopathique agissait en excitant les défenses de l'organisme malade, dans le sens même où se font ses réactions spontanées.

Cela signifie qu'il n'aura d'activité que si cet organisme a encore des possibilités de défense, c'est-à-dire qu'il n'en est pas héréditairement privé, et/ou que la maladie ne les a pas complètement débordées.

Ainsi sont exclus du champ d'action de l'Homéopathie :

- les maladies constitutionnelles à forte tonalité génétique comme le diabète insulino-dépendant ou les grandes dyslipoprotéinémies
- les maladies liées précisément à une insuffisance immunitaire comme les cancers ou le Sida
- les états toxi-infectieux massifs, excédant toute possibilité de défense
- les processus dégénératifs avancés ayant entraîné des troubles irréversibles à type de destruction tissulaire ou de lésions mécaniques fixées, par exemple au niveau des systèmes circulatoire ou locomoteur (athérosclérose, rhumatismes déformants ou arthroses sévères).

Mais enfin, même dans ces cas nécessitant à l'évidence une thérapeutique ou une prévention spécifiques, l'Homéopathie peut aider, à titre de thérapeutique d'appoint, à doubler des caps difficiles et à améliorer bien des inconforts.

Par ailleurs, il est évident que la thérapeutique homéopathique, comme n'importe quelle autre, n'aura aucune chance de succès si ne sont pas levées ce qu'Hahnemann appelait les "causes occasionnelles". Il est illusoire de vouloir traiter une obésité sans remise en ordre diététique, une sédentarité sans exercice, une maladie professionnelle sans aménagement des conditions de travail... ou des difficultés existentielles sans chaleur humaine.

présentation de l'ouvrage

Chacun des 120 médicaments d'action générale est ici présenté sur deux pages se faisant face.

• **Sur la page de gauche est donnée une vision générale du médicament,** en quelque sorte sa personnalité globale, que j'ai voulue descriptive et clinique, telle qu'il apparaît à l'observateur du malade auquel il correspond, et le moins possible physiopathologique, car les explications physio-pathologiques semblent trop soumises aux évolutions, voire au modes scientifiques pour être fiables à long terme. On trouvera là aussi bien des symptômes que des maladies.

• **Sur la page de droite, on verra :**

1. Les caractéristiques du médicament, c'est-à-dire les symptômes particuliers mentaux, généraux ou locaux sur lesquels s'appuie sa prescription. Ces signes n'appartiennent qu'à lui, ou il ne les a en commun qu'avec un nombre relativement faible d'autres remèdes. Par exemple, l'absence de soif est tout à fait caractéristique d'*Apis,* de *Gelsemium,* de *Pulsatilla.*

Vous remarquerez que j'en ai toujours systématiquement présenté cinq.

On pourra certainement critiquer cette décision arbitraire parfois drastique. Mais, d'une part et tout bien pesé, je pense que c'est tout à fait suffisant pour un début ou pour un aide-mémoire, et d'autre part cela me paraît une grande aide à la mémorisation, voire... à la récitation. Car il n'y a pas miracle : la Matière médicale doit s'apprendre, et il est d'un grand secours de savoir que l'on doit retrouver dans sa mémoire un nombre donné de caractéristiques essentielles.

2. *Les modalités,* c'est-à-dire ce qui aggrave (colonne de gauche) et ce qui améliore (colonne de droite) le patient. Celles qui sont en plus grands caractères ont valeur de caractéristiques, et cela contribue à atténuer un peu la rigueur du point précédent.

Les médicaments d'action plus focalisée sont présentés de façon plus concise, mais toujours dans le même esprit.

Deux règles d'or pour terminer :

1. Ne vous contentez jamais d'un seul symptôme pour prescrire un médicament ; il est classique de dire qu'il en faut trois.

2. Il faut toujours avoir en mémoire cette prescription fondamentale d'Hahnemann : « Quand on cherche le remède homéopathique, c'est-à-dire quand on compare l'ensemble des signes de la maladie naturelle avec les séries des symptômes des médicaments bien connus, il faut *surtout* et presque exclusivement s'attacher aux symptômes *frappants, singuliers extraordinaires* et *caractéristiques, [...].* Au contraire, les symptômes communs et vagues comme le manque d'appétit, le mal de tête, la langueur, le sommeil agité, le malaise, méritent peu d'attention, parce que presque toutes les maladies et presque tous les médicaments produisent quelque chose d'analogue ».

Signification des symboles

< : aggravation

> : amélioration

Aconit

Remède surtout aigu, à manifestations circulatoires et nerveuses

L'éréthisme circulatoire aigu...

- tachycardie et hypertension
- ecchymoses, épistaxis, hémoptysies
- hyperémie
- augmentation des sécrétions (larmes, urines, sueurs)

... en fait le remède de début par excellence de nombreuses affections inflammatoires fébriles

- coryza, angine, laryngite
- bronchite, pleurésie, pneumonie
- rhumatisme, etc.

où son indication cesse dès que le malade transpire

... et celui des hypertensions aiguës des anxieux

(la «lancette homéopathique »)

L'irritation du système nerveux

se marque au niveau

du psychisme :

agitation et anxiété
en aigu et en chronique

des nerfs périphériques : névralgies diverses

- très aiguës, intolérables
- avec engourdissements et fourmillements

Forme avec *Belladonna, Chamomilla* et *Mercurius* le quattuor des **maladies fébriles de l'enfance.**

Aconit

Suites d'exposition au froid sec

Agitation physique et mentale

Précipitation anxieuse

Anxiété : peurs

— de la mort dans les états aigûs,
— de tout et n'importe quoi dans les états chroniques
— et maladies suites de peurs *(Opium, Ignatia, Verat.)*

Violence des symptômes, qui apparaissent brusquement

Pouls dur, plein et rapide

aggravation	**amélioration**
Nuit (avant minuit)	Après la transpiration
Couché du côté douloureux (≠*Bryon.*)	Repos
Chambre chaude	Grand air

Actaea racemosa

Médicament neuro-végétatif et rhumatismal

Troubles neuro-végétatifs...

avec retentissement mental...

- impressionnabilité
- alternances d'excitation et de dépression
- incohérence avec peur de devenir fou
- loquacité incessante

... et manifestations particulières au niveau de la sphère génitale féminine

- tout est pire pendant les règles et les grandes étapes de la vie génitale féminine : puberté, grossesse, accouchement, ménopause,
- dysménorrhée, céphalée menstruelle,
- manifestations nerveuses liées à un trouble génital : hystérie, spasmes, convulsions, manie ou mélancolie puerpérales.

... plus ou moins associés à des troubles rhumatismaux

Cervicalgies, torticolis,
Dorsalgies,
Lombalgies...

Actaea racemosa

Alternances :

— d'excitation et de dépression
— de troubles physiques et mentaux

Défaillance épigastrique avec lipothymie

Sensation d'un nuage sombre autour de la tête

Douleurs

— utérines,
— ovariennes gauches,
— sous-mamelonnaires gauches
— sus-orbitaires droites

Rachialgies avec douleur à la pression des premières vertèbres dorsales

aggravation	**amélioration**
Froid humide	Grand air
Pendant les règles et en fonction de leur abondance	En mangeant

Aesculus

Pléthore, stase et dilatation veineuses,
à quoi s'associe la **congestion muqueuse avec gonflement et brûlure**

modalités de la congestion veineuse

(cf. *Pulsat.* et *Sepia*)
- aggravation par le repos et la chaleur,
- amélioration par le mouvement et la fraîcheur

tête :

- céphalée congestive, congestion conjonctivale

bouche :

- veines pharyngées distendues et sinueuses,
- pharyngite folliculaire

estomac :

douleurs brûlantes et rongeantes post-prandiales tardives avec renvois, pyrosis.

côlon et rectum :

- constipation avec besoins inefficaces et douleurs lombo-sacrées à la défécation,
- hémorroïdes brûlantes, piquantes et pruriantes,
- sensation que le rectum est rempli d'éclis de bois *(Nitri acid.)*

utérus :

- congestion péri-menstruelle
  elle «sent son utérus»
- leucorrhée jaune, épaisse, corrosive, avec douleur et faiblesse lombo-sacrée

voies urinaires :

- pollakyurie douloureuse et brutale

membres inférieurs :

varices.

Aesculus

Congestion portale avec constipation
et hémorroïdes

Sensation de plénitude plus ou moins battante
de divers organes :

tête, poumons, cœur, membres
Sensation qu' «il a trop de sang»

Alternance de troubles pharyngés
et de troubles digestifs

Douleurs :

soit superficielles, erratiques, aggravées par le froid
soit profondes, fixes, aggravées par la chaleur

Douleurs lombo-sacrées et sacro-iliaques violentes,
accompagnant de nombreuses manifestations du remède.

aggravation	**amélioration**
Sommeil	Exercice modéré
Réveil	
Chaleur	Froid
Bain chaud	

Agaricus muscarius

Spasmes et dépression, signant la profonde atteinte nerveuse...

psychique

- ivresse, hallucinations, excitation sexuelle
- et faiblesse mentale profonde, impuissance

et physique

- contractions musculaires involontaires, tremblements, convulsions;
  spasmes cardiaques (avec douleur cardiaque et épigastrique) et vasculaires périphériques;
  vomissements, diarrhée.
- et faiblesse, incoordination, maladresse, bearing-down.

... se retrouvent dans

- les délires, notamment alcooliques
- les tics et spasmes musculaires divers
- l'angor, vrai ou faux
- les engelures
- les troubles oculaires spasmodiques et/ou paralytiques : diplopie, nystagmus, blépharospasmes...
- l'intoxication alcoolique
- les états graves adynamiques
- la faiblesse intellectuelle de l'enfant retardé, de l'alcoolique, du vieillard.

Agaricus muscarius

Spasmes musculaires

Sensations

de piqûres par des aiguilles de glace
de fourmillements, de reptation, d'insectes rampants

Engelures pruriantes et brûlantes

Douleur du rachis au toucher

Diarrhée flatulente, avec faux besoins

aggravation	amélioration
Coït	Marche lente
Excès sexuels	
Surmenage mental	Sommeil
Orage (avant)	
Froid	Chaleur du lit

Ailanthus

Le trépied fièvre-adynamie-lividité

en fait un médicament

d'états infectieux sévères

Souvent très homéopathique à la **mononucléose infectieuse**

Ailanthus

Abattement général allant jusqu'à la prostration

Fétidité (haleine, diarrhée)

Lividité

- de la peau : taches rouges sombres s'effaçant à la pression et réapparaissant lentement ensuite; cyanose foncée du visage
- des muqueuses : pharynx rouge semé de taches pourpres

Oedème pharygé avec coloration pourpre et ulcérations sanieuses

Importantes réactions ganglionnaires

les adénopathies cervicales allant jusqu'au "cou proconsulaire"

aggravation	amélioration
Matin Boissons chaudes	S'asseyant sur le lit

Aloe

Congestion et pléthore abdominales,
particulièrement marquées au niveau du
petit bassin...

colite flatulente

aiguë ou chronique
Abdomen ballonné, chaud, pesant et gargouillant

diarrhée avec besoins constants

Parfois constipation mais, même en ce cas,
insécurité du sphincter

hémorroïdes

douloureuses, brûlantes et pruriantes, surtout **procidentes,** en grappe de raisin

congestion utérine

avec sensation de pesanteur rectale pendant les règles.

... s'accompagnent de troubles généraux de la circulation et de l'élimination.

céphalées congestives,

pesantes, sus-orbitaires, avec nausées.
Nez et lèvres rouges.

troubles psychiques

Ralentissement intellectuel
Irritabilité, colère, intolérance à la contradiction

refroidissement des extrémités

hyper-oxalurie des pléthoriques

Aloe

Aversion pour tout travail intellectuel, qui entraîne rapidement une profonde fatigue

Sensation de pesanteur, de plénitude dans la vessie, le rectum, l'anus

Perte de sécurité du sphincter anal

Mêmes solides, les selles passent sans qu'il s'en aperçoive, involontairement, à l'occasion d'un mouvement, d'un gaz, d'une miction.

Selles caractéristiques

- urgentes, principalement après avoir bu ou mangé,
- souvent précédées de gargouillis et de douleurs, qu'elles améliorent,
- solides, pâteuses ou visqueuses, souvent gélatineuses.

Lumbago alternant avec hémorroïdes et/ou céphalées

aggravation	**amélioration**
Après avoir mangé ou bu	Après selles et gaz
Le matin de bonne heure	
Temps chaud et sec	Froid, temps froid
Debout	
Sédentarité	
Bière *(Kali bich)*	

Alumina

Association variable de troubles nerveux et cutanéo-muqueux

Troubles nerveux : faiblesse et parésies

psychiques

- triste, gémissant, insatisfait, aboulique, sans mémoire et anxieux, pensant au suicide
- mais instable, irritable, changeant

physiques

- asthénie, hypoexcitabilité, hypotonie
- vertiges, ataxie, incoordination
- parésies : intestinales, vésicales
  palpébrales (ptosis)
  oculaires (strabisme)
  lombo-sacrées
  des membres avec engourdissement

Troubles cutanéo-muqueux : sécheresse et/ou catarrhes épais

- de la peau : absence de sueurs,
  sensation de toile d'araignée sur le visage
  dermatoses sèches, prurit
- du pharynx : doit râcler le matin
- du nez : croûtes et écoulements épais
- des conjonctives : brûlures et prurit, yeux collés
- de l'estomac
- de l'intestin et du rectum : constipation atonique
- de l'utérus : leucorrhée profuse

Alumina

Le temps passe trop lentement

(≠Arg. nitr., Lilium tigr., Medorr.)

Désir d'aliments indigestes

Aversion pour les pommes de terre

Sensations : d'épine
de toile d'araignée, de blanc d'œuf

Leucorrhée profuse et acide

avant les règles, qui sont courtes, pâles, et suivies d'un grand épuisement

Troubles intestinaux et vésicaux

- constipation atonique
- même une selle molle demande de gros efforts
- diarrhée en urinant
- gros efforts pour uriner

aggravation	**amélioration**
Froid, hiver	Chaud, été
Pommes de terre	Aliments et boissons chauds
A la vue de sang ou d'un couteau	
Réveil. Matin	
Périodiquement	
Pleine et nouvelle lune	

Ambra grisea

Hypersensibilité et spasmodicité générales...

neuro-psychiques :
défaillances, bouleversée pour un rien

musculaires : crampes

respiratoires : toux spasmodique

cardiaques : palpitations

digestives : constipation spasmodique avec faux besoins

génitales : prurit voluptueux
métrorragies à la moindre cause

... et faiblesse profonde

lipothymies
insensibilité
engourdissement général avec manque de réaction
hémorragies faciles
sénilité précoce

Ambra grisea

Bouleversé pour un rien

Timidité extrême

Instabilité mentale : perd le fil de ses idées

Tristesse, indifférence, perte de goût à la vie

Réactions inadaptées, contradictoires

aggravation	**amélioration**
Musique +++	Air froid
Tout et n'importe quoi	Aliments et boissons froides
Compagnie	
Matin	

Ammonium carbonicum

Faiblesse

générale : manque de réaction

- défaillance : tendance lipothymique
  somnolence
- maladies éruptives sortant mal
- états fébriles adynamiques

psychique

- dépression, pleurs, hypocondrie
- affaiblissement intellectuel
- et irritation, mauvaise humeur (pire le matin) : faiblesse irritable

circulatoire

- palpitations
- hémorragies : épistaxis
  hémorroïdes saignantes (pendant les règles)
  hyperménorrhée

respiratoire

- bronchite, emphysème avec oppression et sensation de faiblesse dans la poitrine
- congestion alvéolaire passive : beaucoup de mucus, mais grande difficulté d'expectoration.

Ammonium carbonicum

Sécrétions et excrétions excoriantes

Epistaxis en se lavant le visage, ou après manger

Obstruction nasale la nuit
doit dormir la bouche ouverte

Toux irritante à 3 heures du matin

Règles en avance, abondantes, fatigantes
coulant surtout la nuit et en position assise

aggravation	**amélioration**
3 h du matin (toux)	Couché sur le ventre
Matin (psychisme)	Couché du côté douloureux
Effort	
Chambre chaude	
Temps humide, orageux	Temps sec et chaud

Ammonium muriaticum

Mollesse générale

psychique

mélancolique, pleureur et irritable, il a "ses têtes" et des antipathies irraisonnées

physique

tendance à l'obésité androïde opposant un ventre gros, mou et pesant, et des membres inférieurs grèles

Irritation muqueuse...

oculaire

respiratoire

digestive

utérine

... et nerveuse...

... le font fréquemment indiquer dans

le rhume des foins

la constipation

les troubles gynécologiques

hyperménorrhée, leucorrhées

les névralgies

- sciatique
- douleurs des moignons
- névralgies des pieds

Ammonium muriaticum

Larmoiement doux, non irritant, et prurit des paupières

Ecoulement nasal aqueux, irritant, excoriant, avec éternuements en salves, obstruction nasale et anosmie

Constipation avec selles dures, sèches, enrobées de mucus, s'émiettant à l'anus

avec grande flatulence intestinale

Augmentation des écoulements génitaux

— hyperménorrhée aggravée la nuit
— leucorrhées abondantes avec douleurs ombilicales

Sciatique avec sensation de courbature et de rétraction des tendons et des muscles, pire en position assise

aggravation	**amélioration**
Humidité	Bain chaud
Matin (signes céphaliques et respiratoires)	Grand air
Après-midi (troubles digestifs et utérins)	
Soir (troubles des extrémités)	

Anacardium

Médicament nerveux et cutané

Épuisement nerveux

sénile ou suite d'excès sexuels, de surmenage mental,
de maladie aiguë.

physique...

< par le jeûne et >en mangeant
céphalée des étudiants (pressive, sus-orbitaire, D +)

... psychique...

anxieux, persécuté, soupçonneux, méfiant
troubles de la mémoire et de la volonté

... et sensoriel...

hallucinations diverses
sensation de dédoublement de la personnalité

... avec irritabilité (faiblesse irritable)...

colère avec jurons et blasphèmes

.. et réactions spasmodiques, particulièrement

- gastriques : dyspepsie à jeûn
- rectales : contractions spasmodiques de l'anus
  proctalgie fugace
  même une selle molle demande beaucoup d'efforts
  constipation avec faux besoins.

Éruptions vésiculeuses et/ou pustuleuses

avec prurit considérable

Anacardium

Anxieux, indécis, aux réactions inadaptées et contradictoires

Perte de mémoire considérable

Jurons et blasphèmes

Hallucinations olfactives, auditives, visuelles

Sensations de tampon obstructif,

de poids lourd,

de constriction

de corps étranger

aggravation	**amélioration**
A jeûn	Mangeant +++
Exercice physique et mental	Repos
Matin	Soir

Antimonium crudum

Important anti-psorique par :

ses alternances (rhumatismes - troubles digestifs)
et associations (troubles cutanés - troubles digestifs.)

ses troubles de la thermo-régulation :

aggravé par ou suite de bains froids, d'exposition à la chaleur radiante.

sa faim anormale :

- boulimie quantitative,
- désir d'acides,
- soif intense

ses troubles digestifs

- catarrhe gastrique aigû,
- digestions pénibles,
- selles mi-liquides, mi-solides,
- hémorroïdes pruriantes et suintantes.

ses troubles cutanés

- éruptions suintantes, mielleuses; prurigo
- gerçures suintantes
- verrues et indurations cornées
- troubles des ongles

Antimonium crudum

Opposant chagrin, irritable et glouton

Alternances troubles digestifs - rhumatismes

Langue blanche avec enduit laiteux

Sensibilité extrême de la plante des pieds
avec zones cornées très douloureuses

Gerçures aux angles des paupières et de la bouche
mais aussi ailleurs

aggravation	**amélioration**
Bains froids	Bains chauds
Temps humide et froid	Éliminations : diarrhée, vomissements
Chaleur radiante	Plein air
Excès alimentaires	Repos

Antimonium tartaricum

L'hypersécrétion muqueuse...

respiratoire,

principalement au niveau des bronchioles
($\neq$ *Ipeca* : bronches grosses et moyennes)

digestive :

vomissements et diarrhée

... et la profonde atteinte nerveuse....

— générale : état stuporeux
— viscérale : paralysie bronchique...

... en font un grand médicament d'états graves asphyxiques

respiratoires :

— bronchite aiguë, broncho-pneumonie,
— oedème pulmonaire
— asthme, coqueluche
— bronchite chronique des vieillards asthéniques

et digestifs :

syndrome cholériforme

Noter des **éruptions pustuleuses douloureuses,** avec état général adynamique

Antimonium tartaricum

Assoupissement profond avec tendance invincible au sommeil

Faiblesse intense avec tremblements

Nausées constantes avec anxiété mortelle et prostration

Grande accumulation de mucus dans les voies respiratoires

beaucoup de râles, mais peu d'expectoration
respiration très bruyante
asphyxie avec cyanose et battements des ailes du nez

Désir d'aliments acides (fruits acides) qui l'aggravent

aversion pour le lait.

aggravation	amélioration
Froid humide	
Chaleur de la chambre	Air frais
Couché	Assis
Lait et acides	Expectoration

Apis mellifica

C'est bien sûr à la **piqûre d'abeille** (lésions locales et signes allergiques à distance) que font penser les

inflammations violentes, brutales, avec oedèmes et épanchements

des muqueuses

— kérato-conjonctivite avec larmoiement abondant et brûlant,
— oedème inflammatoire de la langue, de la gorge, des amygdales, du palais, de la glotte et de la luette qui «pend comme un battant de cloche»,
— dyspnée, oedème pulmonaire,
— cystite, incontinence douloureuse

des séreuses

— épanchements pleuraux, péritonéaux, péricardiques, méningés,
— inflammations articulaires, épanchements synoviaux

de la peau et du tissu cellulaire

— urticaire, pyodermies, érysipèle,
— oedème des paupières, particulièrement des inférieures, qui «pendent comme de petits sacs pleins d'eau»

des reins :

— néphrite aiguë oedémateuse

des organes génitaux,

— particulièrement l'ovaire droit

du système nerveux :

— oedème cérébro-méningé avec face congestionnée, agitation convulsive de la tête, cris perçants

Mais on notera aussi la

faiblesse nerveuse :

— triste, désespéré sans raison, soupçonneux, jaloux, irritable
— maladroit, laisse tomber les objets *(Natrum mur)*
— aménorrhée suite de frayeur

Apis mellifica

Oedème rosé, luisant, des parties atteintes

Douleurs brûlantes et piquantes, comme par des aiguilles de feu, ou de meurtrissure

Hyperesthésie au moindre contact

Pendant la fièvre :
- absence de soif
- alternance de sécheresse de la peau et de sueurs

Sensation comme si chaque respiration devait être la dernière

aggravation	**amélioration**
Chaleur	Froid
	Applications froides
Chambre chaude	Grand air
	Mouvement
Toucher, pression	
de 16 à 18 heures	

Argentum nitricum

Atteinte profonde du système nerveux : déséquilibre

psychique : excitation, puis dépression

— irritable, coléreux,
— précipité, fébrile, anxieux de ne pas arriver à temps,
— phobies : de la foule, d'être seul, des endroits spacieux,
que les maisons l'écrasent, des endroits élevés avec
impulsions à se jeter dans le vide
— diarrhée émotive (*Gels. Op. Puls. Verat. alb.*)
— cauchemars (de serpents)
— et accès de tristesse et de mélancolie avec baisse
progressive des capacités mentales.

physique : faiblesse générale,

— vertiges < en fermant les yeux
— tremblements, ataxie *(Gelsem.)*

Inflammations et ulcérations muqueuses

— écoulements muco-purulents, verdâtres, tenaces,
— gastrite et ulcération gastrique, aérophagie
— diarrhée verdâtre, « épinards hachés »
— enrouement chronique, < le matin avec mucosités épaisses
l'obligeant à râcler;
les notes élevées déclanchent la toux
— coït douloureux, suivi de saignements, ulcérations du col utérin.

Argentum nitricum

Précipité, anxieux, voudrait avoir fini avant d'avoir commencé

Sensation d'élargissement d'une partie du corps

Sensation d'éclis de bois

Désir de sucreries, qui pourtant l'aggravent

Eructations bruyantes, et régurgitations après les repas

aggravation	**amélioration**
Chaleur sous toutes ses formes	Frais, froid
Pendant les règles	Pression forte, bandage serré
Sucreries	Eructations
Travail mental	

Arnica

Conséquences, proches ou lointaines, de traumatismes et/ou de surmenage, physique ou mental

- ecchymoses post-traumatiques,
- douleurs musculaires après l'exercice, cœur forcé des sportifs,
- enrouement et toux des surmenés vocaux,
- hémoptysies suivant une toux violente,
- coqueluche douloureuse,
- insomnie post-traumatique
- faiblesse extrême après trauma psychique (ennuis, chagrins,) ou surmenage mental.

Hypertonie cardio-vasculaire avec fragilité capillaire

- éréthisme cardiaque douloureux; angor,
- hypertension des pléthoriques,
- ecchymoses et suffusions hémorragiques spontanées, purpura, accidents vasculaires cérébraux.

Etats fébriles adynamiques

- grippe, toxi-infections, etc.
- avec faiblesse et prostration,
  délire (dit qu'il n'est pas malade)
  agitation (le lit semble trop dur)

Arnica

Sensation de contusion, de meurtrissure, d'endolorissement, locale ou générale, avec hypersensibilité au contact, à la pression

Ecchymoses au moindre contact

Putridité des sécrétions et excrétions

(gaz, selles, vomissements, sueurs...)
«Tout est putride» dans Arnica

La tête est congestionnée et chaude, alors que le nez et le reste du corps sont froids

Faiblesse extrême, allant jusqu'à la prostration

aggravation	**amélioration**
Le moindre contact	
Le soir, la nuit	
Repos (le lit semble dur)	Couché tête basse

Arsenicum album

Antipsoric important par :

les alternances

- d'excitation et de dépression
- de signes cutanés et internes

la périodicité des symptômes,

qui réapparaissent à intervalles d'autant plus longs que la maladie est plus chronique

les troubles de la thermo-régulation :

- frileux que toute chaleur améliore,
- mais soif d'eau glacée qu'il ne supporte pas

la mauvaise odeur

(« putride ») des sécrétions

Il touche tous les grand appareils, en aigu comme en chronique

digestif : gastro-entérite, ulcères gastro-duodénaux

respiratoire : coryza, asthme

O.R.L. : otite aiguë ou chronique

cardio-vasculaire :

- essoufflement d'effort, angor,
- artérite

urinaire : néphrite chronique albuminurique et oedémateuse

cutané :

- ulcères, anthrax,
- éruptions squammeuses (psoriasis)
- eczéma sec $<$ l'hiver *(Petrol., Psorin.)*

nerveux : névralgies, paralysies, tremblements

Arsenicum album

Association anxiété - agitation - faiblesse

- anxiété avec peur de la mort, de la ruine, désespérance et sens. d'incurabilité
- agitation physique et psychique
- faiblesse : prostration brutale, profonde, excessive, paralysie des extrémités

Douleurs brûlantes améliorées par la chaleur

Agressivité et odeur putride des sécrétions et excrétions

Soif fréquente de petites quantités d'eau froide

rapidement rejetées *(Phosphorus)*

Nausées à l'odeur ou même la simple vue des aliments

aggravation	**amélioration**
Après minuit	
Entre 1 et 3 h du matin	
Froid	Chaleur, à l'intérieur comme à l'extérieur
Exercice	Mouvement, agitation
Tête basse	Tête haute
Couché du côté douloureux	

Arum triphyllum

Inflammations muqueuses aiguës

de l'aphonie banale et du simple coryza...

... aux états graves adynamiques

Arum triphyllum

Inflammations muqueuses avec ulcérations et fausses membranes

- coloration rouge vif ("comme du beefsteack cru")
- sécrétions acides, corrosives

Prostration intense avec agitation carphologique

Douleurs brûlantes et de plaie à vif

Se gratte jusqu'au sang les ailes du nez et les lèvres

Aphonie avec douleur laryngée au toucher et en avalant

impossibilité des notes élevées.

aggravation	**amélioration**
Couché	Après avoir mangé
Chaleur	

Asa foetida

Tient du luétisme ses troubles nerveux...

hypersensibilité et instabilité psychique

hypersensibilité physique

particulièrement à la douleur

spasmodicité générale, et particulièrement digestive

- antipéristaltisme (oesophagien +)
- ballonnements
- pulsations au creux épigastrique

... ses inflammations à tendance ulcérative...

de la peau

ulcères hypersensibles, à bords durs et purulence irritante et fétide

des yeux

kératite ulcéreuse, iritis

du nez

ozène

des os

- périostite, ostéite
- douleurs osseuses à prédominance nocturne

... et son aggravation nocturne

Asa foetida

Hypersensibilité physique et psychique

- variations rapides de l'humeur, exagérations
- intolérance à la douleur

Fétidité (pus, éructations...)

Sensation de boule à la gorge l'obligeant à avaler sans cesse

Aérogastrie considérable avec éructations rances, alliacées, putrides

Douleurs osseuses nocturnes

aggravations	**améliorations**
Toucher	
Nuit	
Air confiné	Grand air

Aurum metal

Remède diphasique, à point de départ vasculaire

De la congestion fonctionnelle avec spasmes et hypertrophie à l'induration, au relâchement et à la sclérose.

congestion active et pléthore avec spasmes et excitation

— psychique : agité, autoritaire, coléreux à la moindre contradiction,
hyperacuité sensorielle
— circulatoire : hypertension, battements artériels, hypertrophie cardiaque, palpitations violentes, bouffées de chaleur,
— respiratoire : congestion et ulcérations nasales
— rénale : congestion et polyurie,
— hépatique : hépatomégalie, ptose,
— génitale : oedème testiculaire (D +)
congestion utérine et prolapsus

puis sclérose, induration, avec relâchement et dépression

— psychique : dépression, hypocondrie, tendance suicidaire,
— circulatoire : hypertension fixée, artérite, athérosclérose, anévrysmes,
— respiratoire : ozène
— rénale : néphrite chronique
— hépatique : cirrhose,
— génitale : induration testiculaire et utérine
— osseuse : exostoses, caries, ostéites, suppurations chroniques.

Aurum metal

Dépression profonde avec hypocondrie et tendance suicidaire malgré la peur de la mort.

Congestion, vaso-dilatation, pléthore
au niveau d'organes variés

Douleurs osseuses intenses

Hémianopsie supérieure
(ne voit que la partie basse des objets)

Odeur fétide de la bouche et du nez

aggravation	**amélioration**
Froid (générale)	Froid (locale) Chaud
Hiver	Eté
Nuit	
Immobile	Se promenant
Pendant les règles.	

Baryta carbonica

Les deux grands syndromes luétiques...

— hypertrophie, indurations, inflammations

lymphatiques :

amygdalites, adénites,
adénoïdites, aiguës ou chroniques

glandulaires :

glandes salivaires
prostate, utérus

— sclérose vasculaire
avec hypertension et athérome

...en font un grand remède des deux âges extrêmes de la vie

enfant retardé, scrofuleux, adénoïdien

vieillard athéro- et artérioscléreux, hypertendu, prostatique ou fibromateuse

Baryta carbonica

Lent à comprendre, à apprendre, à bouger,
timide et anxieux

Du simple retard au franc gâtisme

Perte de mémoire considérable

Frilosité extrême et grande susceptibilité au froid

Sueurs froides et offensives des pieds

Sensation de toile d'araignée sur le visage

aggravation	**amélioration**
Le moindre froid surtout humide Changement de temps	
Pensant à ses maux	Solitude

Belladonna

Médicament aigu, inflammatoire et spasmodique

Congestions actives et inflammations

— générales :	fièvre avec sueurs chaudes,
— céphalique :	céphalées battantes avec rougeurs insolation, méningite
— O.R.L. :	angines, otites
— génitales :	bearing-down *(cf Sepia)*, ovarite (D +), règles fortes et en avance
— mammaires :	seins durs, rouges, douloureux
— cutanées :	abcès, furoncles, anthrax, érysipèle...
— viscérales diverses.	

Spasmes et contractures

— tressaillements, sursauts musculaires
— convulsions, chorée, épilepsie
— spasmes pharyngiens, oesophagiens, gastriques, bilaires, coliques, respiratoires (coqueluche)

Forme avec *Hyosciamus* et *Stramonium* le trio du **délire** et avec *Aconit, Chamomilla* et *Mercurius* le quattuor des **maladies fébriles de l'enfance**

Parfaitement homéopathique à la scarlatine

Belladonna

Les signes cardinaux de l'inflammation : rougeur, chaleur, douleur et gonflement
+ battements artériels

Hypersensibilité générale et locale

Violence extrême des symptômes, qui apparaissent et disparaissent brusquement

Sécheresse des muqueuses

Bearing-down (voir à *Sepia*)

aggravation	amélioration
Le moindre agent extérieur (bruit, lumière, froid, courant d'air toucher, ébranlement, etc.)	Repos Chaleur

Berberis

Médicament de « drainage » hépato-vésiculaire, urinaire et cutané

hépato-vésiculaire

- Colique hépatique < par mouvement et pression
- Douleur de la région vésiculaire et du lobe G du foie
- Salive écumeuse, épaisse comme du coton
- Constipation ou diarrhée,
  selles jaunes ou décolorées
- Hémorroïdes avec douleurs brûlantes irradiant autour de l'anus
- Fissure anale brûlante

urinaire

- Colique néphrétique, surtout G
- Besoins pressants d'uriner avec douleurs irradiant vers le dos, les hanches, les membres inférieurs, les cordons spermatiques
- Douleurs lombaires des goutteux, < par le mouvement, les secousses, irradiant vers les membres inférieurs, avec sable rouge adhérent dans les urines
- Variabilité des urines en débit et en aspect.

cutané

- Particulièrement face dorsale des mains et région anale,
- Eruptions prurigineuses brûlantes
  < par grattage, > par applications froides
  avec guérison par le centre comme dans les mycoses
- Verrues planes

Berberis

Douleurs pressives, piquantes et brûlantes, changeant constamment de place et irradiant à distance dans toutes les directions

Sensation de « bouillonnement »

Rougeur livide de la face interne de la lèvre supérieure avec taches rouges ou bleuâtres près des commissures

Sable rouge adhérent dans les urines
(– *Sepia;* non adhérent : *Lycopodium*)

Douleurs déchirantes et brûlantes le long des cordons spermatiques et brûlures vaginales.

aggravation	**amélioration**
Mouvement	Repos
Secousses (*Bellad.*)	
Debout	

Bryonia

Très important médicament
d'affections inflammatoires, aiguës ou chroniques,
souvent **a frigore** (surtout **froid humide**),
fébriles ou non (fièvre avec frissons, chaleur et rougeur de la face, sueurs abondantes, aigres, huileuses), touchant principalement :

les séreuses : inflammation, puis épanchements, et congestion des organes voisins...

système pleuro-pulmonaire
pleurodynie, pleurésie, pleuro-pneumonie, pneumonie,

méninges, péritoine, péricarde

articulations

— rhumatismes aigus,
— synovites,hydarthroses, bursites,
— névralgies cervico-brachiales, intercostales, lumbagos, sciatiques...

...et les muqueuses : sécheresse

bouche : sécheresse avec grande soif d'eau froide

estomac : gastralgies avec sensation de pierre

intestin :
— constipation chronique sans besoins avec selles dures, noires, sèches, volumineuses
— parfois diarrhée matinale, après refroidissement

muqueuses respiratoires :

— toux sèche, quinteuse, avec point de côté et céphalée, < passant du froid au chaud
— coryza, rhino-pharyngite
— bronchite, broncho-pneumonie
— asthme

Bryonia

Aggravation par le moindre mouvement

Sécheresse des muqueuses

Soif de grandes quantités d'eau froide à longs intervalles
(= *Natr. mur., Phosphorus, Sulfur*)
(≠ *Arsen. alb., Bellad.* : de petites quantités, fréquemment)

Hypersensibilité locale au tact et > par pression forte

Douleurs aiguës, piquantes, déchirantes, parfois fulgurantes (névralgies)

aggravation	**amélioration**
Le moindre mouvement	Repos. Immobilité
Chaleur	Applications froides (sauf arthralgies)
	Boissons froides (sauf gastralgies)
Toucher	Pression forte Couché du côté douloureux
3 h du matin. Matin Suppression d'écoulement ou d'éruption	

Cactus

Spasmes cardiaques...

- précordialgies irradiant à l'épaule et au bras gauches
- angor, vrai et faux
- éréthisme, palpitations,
- cœur forcé des sportifs

... et hémorragies

- hémorragies des cardiaques
- règles en avance, de sang noir, coagulant vite, s'arrêtant quand elle est couchée.

Cactus

Tristesse, mélancolie, taciturnité, anxiété
et peur de la mort.

Sensations de constriction

de la tête, du cœur, de la poitrine, de l'utérus
de la vessie, etc...

Hémorragies passives de sang noir, coagulant vite
en gros caillots

Oedème de la main gauche

Sensation de poids lourd sur le sommet du crâne

céphalées congestives

aggravation	**amélioration**
Couché à G	Plein air
Marchant	
11 h et 23 h	

Calcarea carbonica

Nutrition défectueuse avec faiblesse, lenteur, apathie

physique...

- Retard de développement : fontanelles, dents
- Tendance à l'obésité (ou enfant athrepsique, mais toujours à gros ventre)
- Indolence et refus de tout effort, qui l'aggrave
- Hypersensibilité au froid, principalement humide. Aménorrhée après bain froid
- Mauvaise résistance aux infections :
  - O.R.L. : otite et catarrhe nasal chronique
  - ganglions : adénopathies chroniques
  - peau : malsaine, éruptions suintantes
  - intestin : diarrhée
- Anémie (peau crayeuse) et bouffées de chaleur

... et psychique

- Anxiété, peur de l'avenir, hypocondrie
- Fatigue mentale rapide, attention déficiente

Forme avec *Lycopodium* et *Sulfur* le trio des **antipsoriques**

Calcarea carbonica

Sensation de froid,

en n'importe quel point du corps, et interne,

et frilosité extrême

Acidité et aigreurs de tout le tube digestif,
et des sueurs

Désir d'œufs, de sucreries, de substances indigestes

Aversion pour la viande

Règles en avance, abondantes, prolongées,
fatigantes

Sueurs partielles

Principalement du cuir chevelu,
et pendant le sommeil.

aggravation	**amélioration**
Froid	
Humidité	Sec
Buvant froid	
Tout travail physique ou psychique	Couché du côté douloureux
Pleine lune	Quand il est constipé

Calcarea fluorica

Action sur les tissus de soutien

qu'il relâche...

— hyperlaxité, entorses,
— hernies, ptoses, prolapsus
— varices, hémorroïdes

... irrite...

— ulcérations,
— suppurations

... déforme...

— exostoses
— hypertrophies rachitiques

... et indure

Forme avec *Sepia* et *Natrum carb.* le trio de la **ptose**

Calcarea fluorica

Dureté pierreuse des lésions
(ganglions +)

Indurations nodulaires
- des os, ligaments, tendons, aponévroses
- des seins, de l'utérus, des bourses

Suppurations et ulcérations

Hyperlaxité

Tumeurs vasculaires

aggravation	**amélioration**
Temps froid et humide	Chaleur
Repos	Mouvement

Calcarea phosphorica

Tient du Tuberculinisme :

l'irritabilité nerveuse :

agitation stérile sur fond de fatigabilité

les troubles de la nutrition, particulièrement marqués au niveau :

— des os : retard de croissance...
  — tuméfactions épiphysaires
  — chapelet costal
  — béance des fontanelles

  ... et de consolidation

— des dents : éruption tardive de dents vite cariées

la frilosité

Calcarea phosphorica

Athrepsie de l'enfance avec émaciation rapide; troubles de croissance avec douleurs, béance des fontanelles

Froid des extrémités

Sensations de fourmillements, d'engourdissement

Excitation sexuelle

Pire avant les règles et pendant l'allaitement

Douleurs punctiformes

aggravation	amélioration
Humidité froide	Eté. Temps chaud et sec
Pensant à ses maux	
Consolation	

Cantharis

L'irritation et l'inflammation aiguës

qui se manifestent particulièrement au niveau

du système nerveux, des muqueuses, des séreuses et de la peau

en font un grand remède de :

délire furieux et/ou érotique

< à la vue des objets brillants

troubles urinaires...

- cystite, uréthrite
- colique néphrétique
- néphrite aiguë

... génitaux...

- blennorragie
- orchite, épididymite
- vaginite, métrite,ovarite

.... digestifs...

- stomatite, pharyngite, vésiculaires ou aphteuses
- entéro-colite muco-membraneuse sanguinolente

... pleuraux, péricardiques ...

à la phase aiguë de l'épanchement

... et cutanés

- brûlures, coup de soleil
- herpès; zona
- érysipèle vésiculeux
- eczéma aigu

Cantharis

Hyperesthésie généralisée

Excitation sexuelle intense

- isolée
- au cours du délire
- ou associée aux troubles urinaires, génitaux ou intestinaux

Douleurs brûlantes extrêmement intenses avec ténesme

Eruptions vésiculeuses cutanées et muqueuses
Ulcérations aphteuses

Xanthopsie *(Cina,)*

aggravation	**amélioration**
Tout contact des parties atteintes, donc buvant, urinant, etc...	Friction
	Repos
	Chaleur
	Froid (lésions cutanées)

Capsicum

Inflammations muqueuses aiguës avec tendance hypersécrétoire et suppurative et réactions spasmodiques, touchant :

la gorge

- pharyngite
- gorge irritée des fumeurs alcooliques

les oreilles

- otite; inflammation de la trompe d'Eustache
- **mastoïdite**

les bronches

- bronchite fétide
- toux spasmodiques; coqueluche au début

l'estomac

- pyrosis
- gastrite hyperchlorhydrique

l'intestin

- diarrhée post-prandiale douloureuse
- syndrome dysentérique

le rectum

- hémorroïdes brûlantes
- ténesme rectal

le système urinaire

- cystite avec ténesme vésical
- gonorrhée

Capsicum

Sensation de brûlure
« comme par du piment »

Sensation de constriction

Grande frilosité

Soif d'eau froide (+ après la selle)
et frissons après avoir bu

Face et nez rouges, mais froids

aggravation	**amélioration**
Froid	Chaleur
Courants d'air	Boissons chaudes
Contact	
Café, alcool	En mangeant (déglutition)

Carbo vegetabilis

Ralentissement

nerveux :

- asthénie, adynamie, torpeur
- paresse, indifférence

circulatoire :

- faiblesse cardiaque
- ralentissement veineux (porte +)
- stase capillaire, cyanose
- hémorragies passives de sang noir

digestif :

- flatulence haute

Avec tendance des troubles à la persistance et à la chronicité

Carbo vegetabilis

Tout le corps est froid, même l'haleine

Mais sensation de brûlure intérieure
(veines, capillaires, parties enflammées)

Flatulence gastrique importante et douloureuse
(*Lycopodium* : ballonnement inférieur)
(*China* : ballonnement généralisé)

Oppression constante avec besoin d'être éventé

Ecoulements irritants et fétides

aggravation	**amélioration**
Aliments gras et laitages qui lui répugnent	
Température humide et chaude	Etant éventé
Soir	Froid
Hiver	

Carduus marianus

La congestion hépatique...

— hépatomégalie douloureuse
— subictère

... et la stase portale...

splénomégalie douloureuse

... en font le médicament de l'hépatique

frileux

variqueux

volontiers alcoolique

Carduus marianus

Hépato et splénomégalies douloureuses

Tendance hémorragique

- hémorragies viscérales
- hémorroïdes saignantes
- hémoptysies

Insuffisance veineuse

varices, hémorroïdes

Migraines bilieuses avec vomissements acides bilieux

Troubles du transit

- constipation atonique avec selles dures, noueuses
- ou alternances de diarrhée et de constipation

aggravation	amélioration
Couché à gauche	Assis
Après avoir mangé	Penché en avant
Mouvement	

Caulophyllum

Troubles gynécologiques...

dysménorrhée spasmodique

douleurs de la grossesse, du travail et du post-partum

leucorrhées agressives

... et rhumatismaux...

principalement des petites articulations

... sur fond de faiblesse générale

Caulophyllum

Faiblesse intense avec sensation de tremblement intérieur

Dysménorrhée spasmodique avec règles en avance et faibles et douleurs intermittentes irradiant au loin

Leucorrhées abondantes, irritantes, fatigantes

Pendant le travail, rigidité du col et contractions très douloureuses, irrégulières et inefficaces

Douleurs intermittentes, paroxystiques, rapidement erratiques, des petites articulations

aggravation	**amélioration**
Arrêt des règles	Après les règles
Avant et pendant les règles	Chaleur
La nuit	
Froid	

Causticum

Action sur le système nerveux, le tissu fibreux, la peau et le larynx

Système nerveux : faiblesse chronique et hypersensibilité

mentale : dépression, anxiété

Pleure sur les malheurs d'autrui

physique : paralysies localisées ....

- face, langue, pharynx, paupières
- col vésical : incontinence, énurésie
- appareil digestif :
  - flatulences
  - selles difficiles ou involontaires
  - somnolence post-prandiale

... et spasmes, convulsions, crampes

Tissu fibreux : raideur, sclérose et rétraction

Peau

- éruptions pustuleuses
- verrues
- suites de brûlures et d'éruptions rentrées

Catarrhe respiratoire

Laryngo-trachéite

Causticum

Paralysies localisées

faciales, linguales, laryngées, palpébrales, des membres

Mictions involontaires

à la marche, à la toux, à l'effort, en dormant

Les selles passent mieux quand on est debout

Sensation de plaie à vif, de brûlure

Une gorgée d'eau froide améliore et retarde la crise

de toux, de douleurs, de convulsions

aggravation	**amélioration**
Temps beau et froid	Temps humide et pluvieux
Air froid	Air chaud
(chronique d'*Aconit*)	
Après avoir été mouillé	Buvant froid

Chamomilla

Panacée des hypersensibles,

c'est un

remède d'irritabilité nerveuse avec manifestations spasmodiques

psychiques : colère....et ses suites

nerveuses : manifestations hystériques, lipothymies, névralgies

digestives

— tous troubles associés à la dentition difficile : douleurs, agitation, diarrhée. Une joue rouge et chaude et l'autre pâle et froide.
— gastralgies
— colite spasmodique
— diarrhée aqueuse brûlante d'odeur d'œufs pourris

génitales

— dysménorrhée
— sensation de pression de bas en haut
— hémorragies de sang noir avec gros caillots

respiratoires

– catarrhe aigu avec toux sèche, violente, < en début de nuit.

Forme avec *Colocynthis* et *Staphysagria* le trio de la **colère**

Chamomilla

Hyperesthésie avec agitation : intolérance à la plus petite douleur.

Agitation nocturne et insomnie

Irritable, méchant, hargneux, coléreux, capricieux, toujours insatisfait

Sensation d'engourdissement

Pendant la douleur ou alternant avec elle

Sueurs chaudes de la tête après manger et en s'endormant

On ne peut le calmer qu'en le portant, le berçant ou le promenant

(landau, voiture, train)

aggravation	amélioration
Colère 21 h à minuit	Porté ou roulé en voiture
Chaleur (douleurs congestives)	Chaleur (sauf douleurs locales)

Chelidonium

Remarquable électivité géographique pour la région **thoraco-abdominale droite,** qui le fait indiquer dans :

l'insuffisance hépato-biliaire (signes directs et réflexes)...

- douleur hépatique avec sensation de constriction et irradiation vers la pointe de l'omoplate D,
- ictère cutané et conjonctival, selles jaune d'or ou décolorées, urines foncées,
- constipation avec selles dures (crottes de brebis) alternant avec diarrhée grise ou jaune, écumeuse,
- goût amer dans la bouche avec langue sèche, jaunâtre, gardant l'empreinte des dents (*Hydrastis, Mercurius*)
- sensation de vide épigastrique
- intolérance gastrique, sauf pour les aliments chauds, avec goût particulier pour le lait et les acides,
- migraines " hépatiques " avec douleurs sus-orbitaires D, diarrhée et vomissements.

...et les affections pleuro-pulmonaires de la base droite

- pleuro-pneumopathies aiguës, pleurodynie, asthme, coqueluche
- avec toux sèche, dyspnée, douleurs de la base droite.

Chelidonium

Latéralité droite

- foie, particulièrement son lobe droit
- base pleuro-pulmonaire droite
  (Kali carb., Lycopod., Sang.)
- angle colique D (colite de fermentation)
- partie supérieure du rein D
- paroi thoracique D (névralgies, éruptions)
- céphalées et névralgies sus-orbitaires D
- syndrômes rhumatismaux : épaule, sciatique, genou, talon droits

Teinte jaune

des urines, des selles, des leucorrhées
de la peau, des sclérotiques, de la langue

Douleur à la pointe de l'omoplate droite

Sensations de froid glacial

- de l'occiput à la nuque
- du pied D alors que le G est normal
  (= *Lycop., Sulfur.,* ≠ *Psorinum*)

Poursuivi par une odeur nauséabonde, fécaloïde

aggravation	**amélioration**
Mouvement	Repos
	Mangeant ou buvant chaud
4 à 16 heures	
toucher	pression forte
sueurs	chaleur

China

Suite de ou aggravé par pertes de liquides organiques

Hémorragies, diarrhée, leucorrhées, allaitement, coït, diurèse, vomissements, etc...

Hypersensibilité nerveuse...

au moindre toucher

(principalement du cuir chevelu)

au froid, aux courants d'air, au bruit, aux odeurs

avec hyperactivité mentale et irritabilité

... et dépression

psychique : aboulie, erreurs, découragement

nerveuse : vertiges, tremblements, lipothymies

digestive : ballonnements ++ avec gaz ne soulageant pas
diarrhée indolore, parfois constipation

circulatoire : hémorragies entraînant une anémie; hypotension
oedèmes allant jusqu'à l'anasarque
hépato- et splénomégalie douloureuses

Forme avec *Lycopod.* et *Carbo veg.* le trio de la **flatulence**

China

Epuisement considérable

Intermittence et périodicité

Hémorragies...

Flatulence gastrique ou générale

(*Lycopodium* : flatulence basse)
(*Carbo veg.* : flatulence gastrique)

Hépato- et splénomégalie douloureuses

aggravation	**amélioration**
Perte de liquides organiques	
Moindre contact	Pression forte
Courants d'air	Courbé en deux
Nuit (souvent minuit)	
Un jour sur deux	
A une heure régulière	

Cina

L'irritabilité nerveuse...

physique et psychique

et la spasmodicité...

respiratoire

toux spasmodique parfois accompagnée de convulsions

digestive

douleurs crampoïdes abdominales,
particulièrement péri-ombilicales

urinaire

émission fréquente d'urines abondantes et laiteuses

... en font le médicament quotidien de l'enfant vermineux,

mais aussi

convulsif

coquelucheux

énurétique

Cina

Grognon, capricieux, hargneux, hypersensible, insupportable

Sommeil agité avec terreurs nocturnes et grincements de dents

Prurit nasal (jusqu'à s'écorcher les narines)
et anal

Cernes bleuâtres autour des yeux et de la bouche

- face alternativement rouge et pâle
- mydriase
- xanthopsie *(Canth.)*

Troubles digestifs :

faim canine

- même après le repas
- alternant parfois avec anorexie

douleurs péri-ombilicales

aggravation	**amélioration**
Toucher	Couché sur le ventre
Nuit	
Pleine lune	
Eté	

Cocculus

Ses signes nerveux...

hypersensibilité...

(au bruit, au mouvement)

...spasmes...

... et faiblesse

- engourdissement et parésies
- lenteur de perception
- tremblements
- vertiges

... et digestifs...

- nausées, vomissements
- hypersalivation
- sensation de vide épigastrique
- distension abdominale

... en font le médicament-type du mal des transports...

.. mais aussi un remède de

- convulsions diverses,
- paralysies et parésies
- dysménorrhée
  avec règles en avance, fortes, longues

Cocculus

Maladies suites de manque de sommeil, de surmenage

Le temps passe trop lentement

(= Alumina)
(= Argent. nitr., Lil. tigr., Medorr.)

Aversion pour tout aliment,
mais désir de boissons froides

(bière +)

Sensation que le ventre est rempli de pierres

avec ballonnement ++

Extrême faiblesse pendant les règles

aggravation	**amélioration**
Transports	
Se levant	Couché ou assis
Pendant les règles	
Bruit	

Coffea

Hypersensibilité psychique...

avec agitation, palpitations, tremblements

... et sensorielle...

principalement auditive et tactile

... et névralgies violentes

avec intolérance à la douleur

Coffea

Hyperactivité mentale

Instabilité psychique

variations rapides de l'humeur

Sensation de tension nerveuse constante avec agitation

Insomnie (principalement après émotion joyeuse)

Très réveillé, les idées lui viennent en foule et il entend le moindre bruit

Intolérance à la douleur

aggravation	amélioration
Stimuli sensoriels (bruit +)	
Emotions	Excitants (café, thé, alcool)

Colchicum

La faiblesse et l'hypersensibilité nerveuse...

- épuisement allant jusqu'à la prostration
- hypersensibilité à la douleur et à tous les éléments de l'environnement (lumière, bruit, toucher, odeurs...)

... accompagnent les troubles digestifs ...

- nausées et vomissements
- douleurs abdominales
- ballonnement
- diarrhée

... et ceux du système locomoteur ...

- faiblesse paralytique des muscles
- inflammations articulaires

... dans

le syndrome cholériforme

les états fébriles adynamiques

les arthralgies aiguës, goutteuses ou non

les syndromes cardio-rénaux

Colchicum

Grande faiblesse allant jusqu'à la prostation

Hypersensibilité générale

Intolérance aux odeurs de cuisine

Douleurs articulaires erratiques

Tendance aux oedèmes et aux épanchement séreux

aggravation	amélioration
Froid	Chaleur
Froid humide	
Automne	
Toute impression extérieure	
Mouvement	
Tout exercice physique ou mental	Repos
Nuit, du coucher au lever du soleil	
Manque de sommeil	

Colocynthis

Violente irritation muqueuse, surtout digestive...

Grand remède de la **colique** (*Chamom., China., Cuprum, Dros., Magn. phos., Plumbum, Staphys., Verat. alb.*)

... et violente irritation nerveuse avec spasmes...

gastriques, biliaires, intestinaux, urinaires

... crampes...

... et névralgies

oculaires, faciales
cervicales, lombaires, sciatiques
ovariennes, épididymaires

Forme avec *Chamomilla* et *Staphysagria* le trio de la **colère**

Colocynthis

Irritable, susceptible, coléreux pour un rien

Suite de et aggravé par colère, vexation, indignation

Douleurs crampoïdes très violentes
viscérales et des membres

Agitation

Sensations : d'engourdissement
de pincement, de serrement
« par un lien de fer »
« entre deux pierres »

aggravation	**amélioration**
Colère	
Extension de la région atteinte	Plié en deux
	Pression forte et dure (= *Bryonia*)
Froid	Chaleur (≠*Bryonia*)
Repos	Mouvement

Conium maculatum

Médicament nerveux et glandulaire

Faiblesse nerveuse, physique et psychique...

- Epuisement mental
- Neurasthénie, mélancolie, anxiété des célibataires, suites d'abstinence prolongée... ou d'excès
- Faiblesse sexuelle
- Vertiges
- Paralysies diverses
  - paralysies ascendantes classiques (cf mort de Socrate)
  - parésies des membres inférieurs avec engourdissement et tremblements
  - paralysies oculaires (troubles de l'accomodation, mydriase, strabisme) et palpébrales (ptosis = *Caust., Gels., Sepia*)

... avec manifestations spasmodiques

- toux sèche, interminable, < la nuit, couché
- crampes épigastriques avec nausées et éructations très acides
- ténesme digestif accompagnant constipation ou diarrhée

Indurations glandulaires, parfois post-traumatiques

mammaires

- seins mous, relâchés, avec noyaux douloureux
- et syndrôme pré-menstruel

prostatiques

avec écoulement intermittent de l'urine

testiculaires, ovariennes

Conium maculatum

Vertiges : couché, se tournant dans le lit
tournant la tête, ou même les yeux

Impuissance

- érections trop courtes
- mais éjaculation à la seule vue ou même la seule pensée d'une femme

Très grand désir de sel, d'acides, de café

aversion pour le lait (qui l'aggravent) et le pain

Photophobie et larmoiement intenses

plus que ne le justifieraient les lésions

Sueurs abondantes dès qu'il s'endort
ou même ferme les yeux

le jour ou la nuit

aggravation	**amélioration**
Froid	Chaleur
Tête basse	Mouvement, marche
Nuit	
Continence prolongée (ou excès)	

Crocus sativus

Spasmodicité...

psychique

variabilité de l'humeur, alternances d'excitation et de dépression

physique

- névralgies oculaires
- spasmes cloniques et mouvements anormaux
- baillements spasmodiques
- troubles du rythme cardiaque avec sensation de poids sur la poitrine, et amélioration par le baillement ou les inspirations profondes
- toux spasmodique améliorée par la pression épigastrique et expectoration visqueuse filante
- spasmes intestinaux
- sensation de torsion anale
- etc...

...congestion...

céphalique

céphalées battantes aggravée avant lés règles et par la lumière, le soir

oculaire

larmoiement, ou sensation de sécheresse conjonctivale, ou de fumée devant les yeux, ou d'air froid

utéro-ovarienne

avec excitation sexuelle et sensation de pesanteur pelvienne aggravée avant les règles

...et hémorragies

hyperménorrhée, métrorragies, menace d'avortement, épistaxis vicariantes des règles

Crocus sativus

Grande instabilité de l'humeur

alternances d'hilarité et de colère, d'excitation et de dépression

Sensation de quelque chose de vivant bougeant dans le ventre

Spasmes cloniques

blépharospasme, sursauts musculaires

Hémorragies passives de sang foncé, noirâtre, avec caillots en longs filaments

"ficelles goudronnées"

Nombreux symptomes oculaires

névralgies, asthénopie aggravée à la lumière, inflammations des paupières et des conjonctives

aggravation	**amélioration**
Chaleur, chambre chaude	Grand air
Lumière	Fermant fortement les paupières (signes oculaires)
Mouvement	
Pleine et nouvelle lune	
A jeûn	
Avant et pendant les règles	

Croton tiglium

Irritation cutanée...

éruptions vésiculo-pustuleuses (herpès, eczema, zona, varicelle...) rouges, hypersensibles et très pruriantes

...et muqueuse avec réactions spasmodiques

bronchiques

avec quintes violentes

oculaires

blépharite, blépharo-conjonctivite, kérato-conjonctivite, névralgies ciliaires

intestinales

syndrome dysentérique, diarrhée d'été

Croton tiglium

Alternances de troubles cutanés et de troubles internes

(diarrhée surtout)

Hypersensibilité des lésions

Caractère vésiculo-pustuleux des lésions, qui se couvrent d'une croûte jaunâtre

Selles jaunes, liquides, urgentes, explosives, en jet, non fétides

avec borborygmes et abdomen ballonné hypersensible

Sensation de tiraillement en arrière

du thorax, des seins pendant la tétée, des yeux dans les orbites

aggravation	amélioration
Contact; toucher	Frottement léger
Eté	
Après avoir mangé ou bu, même très peu	

Cuprum metal

Spasmes, crampes...

nerveux :

convulsions, épilepsie, chorée

respiratoires

toux spasmodique

asthme, laryngite striduleuse

digestifs

nausées ++
crampes épigastriques et rétro-xyphoïdiennes
synd. chôlériforme avec crampes musculaires
constipation avec ténesme

musculaires

crampes débutant par les extrémités
myoclonies, tressautements

circulatoires

angor, artérite
peau cyanosée et marbrée dans les états spasmodiques

... et hypersensibilité

avec épuisement

Cuprum metal

Périodicité des symptômes

Les affections commencent à gauche

Pouce plié dans le poing pendant les crises

Rotation rapide des globes oculaires

Sensation d'eau froide versée sur la tête

aggravation	amélioration
Suppression d'éruption	Transpiration
Toucher, pression	
Air et vent froids	Buvant de l'eau froide
Nuit	
Avant les règles	
Nouvelle lune	

Cyclamen

L'asthénie....

psychique

dépression

générale

fatigabilité, tendance anémique

nerveuse

- vertiges
- céphalées
- migraines ophtalmiques

digestive

anorexie, dyspepsie atonique, rassasiement rapide

... s'accompagne souvent de troubles menstruels...

- hyperménorrhée de sang noir coagulé
- ou hypoménorrhée avec céphalées
- dysménorrhée
- congestion mammaire pré et post-menstruelle

... de coryza chronique...

... et de douleurs rhumatismales

- musculaires, périostiques ou osseuses
- dans les régions où les os sont superficiels

Cyclamen

Dépression morale : morosité, recherche de la solitude, tendance à la scrupulosité et aux remords

Intolérance aux graisses et absence de soif

Règles intermittentes
l'écoulement s'arrête pendant la douleur

Congestion mammaire avant et après les règles

Alternance d'écoulement nasal fluent avec éternuements en crises subites, et d'obstruction nasale avec sécheresse

aggravation	amélioration
Avant les règles	Règles
Ménopause, aménorrhée	
Froid (sauf céphalées)	Compresses froides (céphalées)
Immobilité	Se promenant, mouvement continu
Assis	
Alimentation grasse (dyspepsie)	

Dulcamara

C'est après l'exposition au **froid humide**
(temps pluvieux, locaux humides)

ou le passage subit du temps du chaud au froid

que surviennent tous ses ennuis

rhumatismaux

respiratoires :
coryza, asthme, toux spasmodique

digestifs :
diarrhée

cutanés :
urticaire
éruptions croûteuses suintantes

névralgiques :
névralgies cervicales, dorsales, lombaires, sciatiques, faciales

Complémentaire aigu de *Thuya,* il est au froid humide ce qu'*Aconit* est au froid sec.

Dulcamara

Suite de ou < par humidité froide

et suppression de la sueur par le froid

Frilosité générale et locale

- sensation de froid à la peau
  aux régions douloureuses
- froid glacial des pieds et des mains

Alternances d'éruptions avec rhumatismes et/ou diarrhée

Sensation de meurtrissure

Paralysies localisées

(ptosis, paralysie faciale, etc...)
les parties paralysées sont froides

aggravation	**amélioration**
Froid, surtout humide	Chaleur externe
Temps pluvieux	
Nuit	
Repos	Mouvement

Eupatorium perfoliatum

La courbature fébrile,

L'inflammation respiratoire
gastro-intestinale

En font un médicament majeur de :

gripppe et tous états pseudo-grippaux

coryza, rhume...

syndromes respiratoires aigus

sinusite aiguë et chronique

gastro-entérite infectieuse

catarrhes hépato-biliaires aigus

Eupatorium perfoliatum

Douleurs osseuses violentes, aiguës
et sensibilité des os à la pression

Sensation de brisure et de courbature en tous points du corps

Hypersensibilité au froid

Soif intense (*Bryonia*)
suivie de vomissements (*Ars., Phos.*)

Douleur des globes oculaires, spontanée et au toucher

aggravation	**amélioration**
Se découvrant	
Froid	Chaud
7 à 9 h du matin	
	A genoux, sur les coudes (toux)

Ferrum metal

Pseudo-pléthore, faiblesse et hypersensibilité

se retrouvent à tous les niveaux :

général

— bouffissure et oedèmes
— asthénie
— frilosité et sensations de froid

psychique

dépression et anxiété, irritabilité et colère

sensoriel

— hyperesthésie, particulièrement au bruit
— douleurs cutanées brûlantes

circulatoire

— pâleur anémique de base, avec afflux de sang pour un rien, bouffées de chaleur
— céphalées battantes très intenses
— cœur lent, et palpitations au moindre effort avec pouls plein et très dépressible
— hémorragies variées

respiratoire

essoufflement au moindre effort

digestif

— digestion lente, stase gastrique
— renvois et vomissements (après le repas, ou après minuit)
— diarrhée aqueuse avec matières indigérées (*China*), < la nuit

musculaire

— douleurs des hanches, des pieds, des talons
— lumbago > marchant lentement
— douleur du deltoïde G

Ferrum metal

Pâleur, bouffissure et brusques afflux sanguins

au niveau de la peau et des muqueuses

Le moindre bruit lui est insupportable

Appétit particulier

- alternances de voracité et d'anorexie
- désir ++ de pain et de beurre, d'acides
- aversion pour la viande
- intolérance pour les œufs

Aménorrhée avec hémorragies vicariantes

épistaxis, hémoptysies

Douleurs du deltoïde gauche

(D: *Sanguinaria*)

aggravation	**amélioration**
Repos immobile	**Se promenant lentement**
Mouvement violent	**Mouvement lent**
Après avoir mangé ou bu (diarrhée)	
Après minuit (vomissements)	
Hiver, froid	Eté
Transpiration	

Ferrum phosphoricum

Grand médicament de début des affections inflammatoires fébriles...

- au **stade congestif** , avant l'exsudation
- à mi-chemin entre la réaction sthénique d'*Aconit* ou de *Belladonna* et l'asthénie de *Gelsemium*

respiratoires

- pneumonie, broncho-pneumonie, congestion pulmonaire, bronchite...
- avec oppression, dyspnée, toux sèche et douloureuse

O.R.L.

- catarrhe tubaire chronique
- otite moyenne
- grippe au début

digestives

diarrhée infectieuse souvent sanglante, indolore

articulaires

cardiaques

péri., endo- et myocardites

... sur fond de faiblesse

- anxiété et peurs diverses
- anémie, fausse pléthore (*Ferrum metal*)
- incontinence d'urines surtout diurne (en courant, en marchant)
- sueurs faciles ne soulageant pas.

Ferrum phosphoricum

Fièvre aiguë avec pouls plein, rapide, mais mou,
facilement dépressible (≠ *Aconit*)

Peurs : de la mort, de tout et n'importe quoi (*Aconit*)

Instabilité vaso-motrice :
face chaude alternativement rouge et pâle (*Ferrum metal*)

Hémorragies de sang rouge vif (*Phosphorus*)

— épistaxis, hémoptysies, hémorragies intestinales
— hyperménorrhée des jeunes filles anémiques

Douleurs de l'épaule et du bras droit

aggravation	**amélioration**
4 à 6 h du matin	
Toucher	Application froides
Mouvement	Mouvement lent (*Ferrum metal, Puls.*)

Gelsemium

Hypersensibilité et faiblesse physique et mentale avec **tremblements, paralysies et congestions** en font **le type du remède adynamique**

hypersensibilité nerveuse...

- colères brutales, convulsions hystériques
- névralgies, insomnie avec agitation
- **trac** avec tremblement, aphonie émotive
  diarrhée émotive (*Argent. nitr., Opium, Pulsat., Veratr. alb.*)

...dépression et faiblesse...

- prostration
- faiblesse des membres avec tremblements et incoordination
- pouls lent, avec sensation qu'il s'arrête
- paralysies partielles :
  - ptosis, strabisme, diplopie
  - paralysies linguales, laryngées
  - constipation

... et congestions

- cérébrale
  - rougeur, hébétude, difficultés de parole
  - céphalées congestives, pesantes et serrantes
  - migraines ophtalmiques (*Cyclam., Iris vers., Kali bich. Natr. mur., Sanguin.*)
  - chorio-rétinite
- muqueuses : diarrhée, coryza
- cutanées : fièvres éruptives sortant mal

Gelsemium

Tremblements

(« le remède le plus tremblant de la Matière médicale »)

Faiblesse mentale : lent, apathique, comme abruti, paresseux, solitaire

Faiblesse physique : prostration, lourdeur, paralysies

Absence de soif

(*Apis, Nux mosch., Pulsatilla*)

Pouls lent au repos. Sensation d'arrêt du cœur : doit bouger

($\neq$ *Digitalis* : doit rester immobile)

aggravation	**amélioration**
Emotions	
Mouvement de descente	
Tabac	Stimulants
Soleil	Plein air
Temps humide, orageux	
9-10 h du matin	

Glonoïn

Médicament circulatoire paroxystique (il "explose"),
à polarité **céphalique et cardiaque,**
ses **brusques afflux sanguins** l'indiquent dans :

les bouffées de chaleur (ménopausiques ou non)

l'hypertension et la menace apoplectique

les palpitations et l'angor

les céphalées congestives, battantes et éclatantes

et l'insolation, dont c'est le premier remède

Glonoïn

Se perd dans des rues qu'il connaît bien

Sensations de pulsations par tout le corps

tête, gencives, oreilles
jusqu'au bout des doigts

Hypersensibilité du cou, ne supporte pas un col

Hypersensibilité de la tête

Elle semble augmentée de volume, et rien n'y est supportable (chapeau, et même cheveux)

Mais il la tient pour éviter qu'elle ne bouge

Sensation de brûlure entre les épaules

aggravation	**amélioration**
Chaleur	Froid Applications froides Plein air
Mouvement Secousses Arrêt des règles	

Graphites

Médicament endocrino-métabolique, digestif, cutané et lymphatique

Endocrino-métabolique : semblable à l'insuffisance

thyroïdienne

obésité et frilosité

ovarienne

règles rares et pauvres
Graphites est à la ménopause ce que Pulsatilla est à la puberté

testiculaire

impuissance

Digestif

Irritation muqueuse avec
constipation sans besoin et selles glaireuses
Diarrhée muqueuse et glaireuse

Cutané

N'importe quelle lésion pourvu qu'elle soit
suintante et/ou fissuraire
Cicatrices et troubles des phanères

Lymphatique :

engorgement ganglionnaire

Graphites

Gras (et pâle)

Frileux

sensibilité au froid
et sensations de froid localisé

Constipé sans besoins

Suintements

— cutanés : écoulements irritants, mielleux
— intestinaux : diarrhée muqueuse et glaireuse

Fissures

aggravation	amélioration
Froid	S'enveloppant chaudement
Pendant et après les règles	

Helonias

Remède féminin, à point de départ utérin

Faiblesse générale...

psychique

- irritabilité, intolérance à la contradiction
- abattement et tristesse

et physique

- épuisement
- anémie

...lombaire...

- lombalgies aiguës ou chroniques
- lombalgies du post-partum et du post-abortum

...et utérine...

- prolapsus
- hémorragies
- leucorrhée

Helonias

Elle "sent" son utérus *(Aesculus)*

Faiblesse et pesanteur

— des régions lombaire et sacrée
— des organes pelviens : "bearing-down" *(cf Sepia)*

Règles en avance, abondantes, épuisantes

Méno-métrorragies

Leucorrhée agressive "comme du lait caillé"

Sensation de brûlure des reins

aggravation	**amélioration**
Pensant à ses maux	Distraction

Hepar sulfur

Tient de *Sulfur* son action sur la peau
et de *Calcar. carb.* la pâleur et la mauvaise résistance aux infections.

Inflammations, puis infections, suppurations aiguës ou chroniques

cutanées

- éruptions urticariennes, vésiculeuses, croûteuses
- ulcération torpides aux bords hypersensibles
- peau malsaine où toute petite plaie suppure
- acné, furoncles, anthrax

muqueuses

- nez, gorge, oreilles, bronches
- gencives, yeux
- utérus, urèthre

diverses

- fistules osseuses

Hyperesthésie sur fond dépressif

N.B. Ne pas le donner dans une suppuration de cavité close (oreille, sinus...) avant que ne soit assuré un drainage correct.

Avant l'apparition de la suppuration, les hautes dilutions sont souvent abortives.

Hepar sulfur

Hyperesthésie physique...

au moindre contact, au froid, à la douleur

... et mentale

— irritable, violent, maussade, chagrin, boudeur
— enfant insupportable

Tendance à la suppuration

Odeur de vieux fromage de toutes les excrétions

Douleurs intenses d'aiguille, d'écharde

aggravation	**amélioration**
Le moindre attouchement	
Froid. Courants d'air	Chaleur, enveloppement chaud
Temps sec et froid	Temps humide et bas
Hiver	
Buvant froid	Après repas

Hydrastis

Action générale d'affaiblissement physique et psychique

Action régionale sur :

les muqueuses

quelles qu'elles soient,
avec les catarrhes caractéristiques

le système hépato-digestif

- vide et faiblesse épigastriques
- cholostase et coliques hépatiques
- constipation sans besoin, avec selles parfois muqueuses; parfois diarrhée précoce

les glandes

et particulièrement

le sein

(indurations)

Hydrastis

Faiblesse physique (amaigrissement)
et psychique (dépression)

Ecoulements des muqueuses (quelles qu'elles soient)
épais, tenaces, jaunâtres, visqueux, filants

Sensation de brûlure des lésions cutanées
et muqueuses
eczéma, intertrigo, ulcérations

Insuffisance hépato-cholo-digestive

Constipation sans besoins avec mucosités épaisses

aggravation	**amélioration**
Nuit	Pression
Chaleur	
Mouvement	Repos

Hyosciamus

Des états sévères (delirium tremens, convulsions, états infectieux adynamiques) aux plus mineurs (hystérie, spasmophilie, agitation infantile, excitation sur fond d'épuisement), il associe diversement

les troubles mentaux et la spasmodicité

Délire...

agité

— jaloux : on le trompe
— soupçonneux : on l'empoisonne
— professionnel : parle de son travail
— halluciné : quelqu'un lui parle, zoopsies
— lascif, exhibitionniste, obscène
— violent : cherche à battre, à mordre, à s'échapper..

alternant avec ou suivi de stupeur

— marmottements, carphologie des états graves
— à un moindre degré perte des facultés intellectuelles et de la mémoire

... et spasmes

— crampes, convulsions, tremblements
— strabisme, bégaiement, tics, grimaces, simagrées
— sursauts musculaires à l'endormissement
— terreurs nocturnes et cauchemars
— toux spasmodique et sèche dès qu'il s'allonge
— hoquet
— spasmes pharyngés en voyant et surtout entendant l'eau couler
— etc...

Forme avec *Belladonna* et *Stramonium* le trio du **délire**.

Hyosciamus

Hypersensibilité générale, mais principalement de la région laryngo-trachéale et des organes génitaux

Hypersensibilité nerveuse : peurs

- d'être trompé (jalousie), empoisonné
- de l'eau (hydrophobie)

Excitation sexuelle, majeure ou mineure

Spasmes musculaires de tous types

Sécheresse des muqueuses

aggravation	amélioration
Position allongée	Assis
	Penché en avant
Nuit	Journée
Emotions, peurs	
Toucher	
Froid	Chaleur
Pendant les règles	

Ignatia

Très important médicament
d'hypersensibilité nerveuse
aux manifestations

mobiles, erratiques, inconstantes, superficielles,

- douleurs et humeur excessivement changeantes
- contractions de muscles isolés, spasmes cloniques

contradictoires et paradoxales

- < par le contact, mais > par la pression
- douleurs de gorge < en buvant, mais > en mangeant quelque chose de dur
- plus mal après un repas de régime qu'après un festin
- douleurs hémorroïdaires < par selle molle
- etc ...

Ignatia

Suite de chagrins, contrariétés, surmenage nerveux

Précipitation anxieuse

Hypersensibilité à la douleur, physique ou morale

Sensations de boule à la gorge, de clou dans la tête

Soupirs involontaires, bâillements spasmodiques

aggravation	**amélioration**
Chagrins, émotions Odeurs fortes (café, tabac, parfums)	Distraction
Contact	Pression forte
	Changeant de position
Froid	Chaleur

Iodum

Pas homéopathique seulement, et parmi d'autres, à la maladie de Basedow, mais important médicament luétique, car

l'excitation, l'irritation, la congestion, l'hypertrophie

d'une part,

la dépression, la sclérose, l'induration, l'atrophie

d'autre part, se retrouvent, à des degrés divers, au niveau :

du système nerveux

- tremblement, irritabilité, agitation
- fatigabilité rapide, perte de mémoire, anxiété

du système circulatoire

- palpitations au moindre effort, tachycardie, bouffées de chaleur
- douleurs angineuses avec sensation que le cœur est serré dans une main de fer
- ralentissement circulatoire (« asystolie iodique ») avec
  - faiblesse cardiaque, pouls petit, oedèmes
  - faiblesse extrême en montant les escaliers

de la peau

- toutes sortes de dermatoses érythémateuses, papuleuses, bulleuses, pas squameuses; acné
- peau jaunâtre, sèche, atrophique

des muqueuses respiratoires ...

- enchifrènement, coryza très fluent
- laryngite douloureuse (se tient la gorge) avec
  toux croupale

... digestives...,

- brûlures gastriques, nausées et vomissements
- diarrhée épuisante, écumeuse, graisseuse

... et autres :

leucorrhée irritante

du système lymphatique :

poly-adénopathies, adénites chroniques

du système glandulaire

- goître dur et battant
- atrophie des seins (avec indurations) et des testicules.

Iodum

Ne peut rester en place, mais rapidement épuisé

Amaigrissement important malgré la boulimie

(*Natrum mur., Psorin., Tuberculin.*)

Agressivité des sécrétions

tous les écoulements sentent mauvais
sialorrhée avec mauvaise odeur de la bouche
coryza et larmoiement brûlants et corrosifs
leucorrhée corrosive, “ trouant le linge ”
sueurs tachant le linge en bleu

Indurations ganglionnaires et glandulaires

Atrophie mammaire et testiculaire

aggravation	**amélioration**
Quand l'estomac est vide	Mangeant
Chaleur	Froid, air frais
Repos	Mouvement (mais vite fatigué)

Ipeca

Remède aigu de spasmes et d'hémorragies

L'irritation muqueuse modérée avec mouvements spasmodiques d'expulsion....

nausées persistantes avec vomissements ne soulageant pas

- vomissements incoercibles (grossesse)
- sensation de ptose gastrique

diarrhée avec coliques tranchantes

classiquement de gauche à droite, ou péri-ombilicales
- gastro-entérite aiguë
- dysentérie plus ou moins sanglante

coryza oculo-nasal avec éternuements incessants

toux spasmodique, suffocante

- asthme, bronchite, coqueluche
- avec accumulation de mucosités bronchiques et expectoration difficile

... s'accompagne souvent d'hémorragies actives

- épistaxis, hémoptysies
- hématémèses, melaena de sang rouge
- règles en avance, trop abondantes, voire métrorragies, avec douleurs tranchantes péri-ombilicales et nausées

Ipeca

Spasmes, viscéraux et musculaires

aussi caractéristiques d'*Ipeca* que de *Cuprum*

Les troubles reviennent souvent par accès périodiques

souvent nocturnes

Hémorragies actives de sang rouge vif

La langue est propre, ou très légèrement blanche

Salivation intense l'obligeant à avaler constamment

aggravation	**amélioration**
Variations de température	
Mouvement	Repos
	Pression

Kali bichromicum

Les grands signes luétiques :
inflammation, hypertrophie, ulcérations

des muqueuses

de la peau

du cartilage, du périoste et des os

en font un médicament de :

- coryza, rhinite, pharyngite, bronchite, sinusite
- kératite
- uréthrite, métrite
- dyspepsie, ulcères gastro-duodénaux (*Arg. nitr.*)
- ulcérations cutanées
- périostites, (os de la face, pariétaux, tibias)
- rhumatismes

Noter deux indications particulières :
- la **migraine ophtalmique** (*Cycl., Gels., Iris v., Natr. mur., Sang.*)
- l'**eczéma des cimentiers** (isothérapie)

Kali bichromicum

Alternances (rhumatismes - troubles digestifs)
et périodicité (névralgies revenant périodiquement)

Ecoulements adhérents, fibreux, tenaces, filandreux, gélatineux; formation de fausses membranes

Ulcérations à l'emporte-pièce

Douleurs erratiques, très localisées, lancinantes

Douleurs dans les os de la face (sinusite)
revenant chaque jour à la même heure
(*China, Sulfur*)

aggravation	amélioration
3 h du matin	Le jour
Temps froid	Chaud et humide
Couché à G ou sur le côté douloureux	
	Penché en avant
Café	
Bière (qu'il désire)	
Après le coït	

Kali carbonicum

Faiblesse

nerveuse :

hypersensibilité et irritabilité sur fond dépressif

générale : frilosité

générale et locale

intolérance aux courants d'air

sueurs

abondantes et froides au moindre effort

digestive

- distension abdominale +++
- constipation < pendant les règles

circulatoire

- bouffissure et infiltration pouvant aller jusqu'à l'oedème
- anémie
- hémorroïdes

génitale

- impuissance chez l'homme
- chez la femme : puberté difficile, aménorrhée, hypo ou hyperménorrhée

musculaire :

douleurs dorso-lombaires

... mais la toux est très violente

Kali carbonicum

Association faiblesse - lombalgies - sueurs

Douleurs piquantes

mais aussi aiguës, lancinantes

Ballonnement abdominal considérable

juste après avoir mangé, même très peu

Bouffissure, particulièrement de l'angle interne de la paupière supérieure,

mais aussi des doigts, des chevilles

Douleur à la base droite du thorax

aggravation	**amélioration**
3-4 h du matin	Journée
Après le coït	
Couché du côté douloureux	Penché en avant
Après le repas	
Froid,	Chaleur
temps froid	temps chaud

Kali iodatum

Tient du luétisme ses inflammations muqueuses...

respiratoires supérieures

- coryza aigu...
  avec écoulement nasal et oculaire abondant, aqueux, brûlant mais non irritant et douleurs constrictives à la face et la racine du nez
- ... ou chronique
  avec écoulement épais, verdâtre, fétide
- laryngite
  avec sensation de muqueuse à vif
  oedème laryngé

bronchiques et pulmonaires

bronchite, oedème pulmonaire, asthme, pleurésie avec épanchement

avec expectoration salée, écumeuse (eau savonneuse), ou verdâtre, épaisse

oculaires

blépharo-conjonctivite, iritis

génito-urinaires

uréthrite chronique

digestives

pharyngite, dyspepsie flatulente

...cutanées...

acné, acné rosacée, furonculose, érythème noueux

...ostéo-périostiques...

principalement tibiales, avec douleurs nocturnes

...ganglionnaires...

adénopathies indurées (principalement cervicales)

...et glandulaires...

avec hypertrophie (thyroïde, utérus), induration (seins, utérus), et atrophie (seins, testicules)

...ainsi que son aggravation nocturne

Kali iodatum

Amaigrissement avec pâleur de la face et cernes bleuâtres autour des yeux

Agitation avec besoin de grand air

Ecoulements aqueux, irritants, ou verdâtres, épais

Douleurs creusantes, élançantes, profondes

Tendance oedémateuse et ulcérative

aggravation	**amélioration**
Chaleur	Air frais
Froid, air frais (coryza)	Chaleur (coryza)
Nuit	Mouvement (douleurs)

Kali muriaticum

Inflammations subaiguës et chroniques touchant

les muqueuses

- nez : coryza, rhinite
- rhino-pharynx, et particulièrement la trompe d'Eustache
- estomac : dyspepsie, vomissements
  (gros mangeur +)
- bronches
- utérus : leucorrhée blanche non irritante

les ganglions

adénites molles et peu douloureuses

les articulations : séreuses et tissus péri-articulaires

épanchements plastiques, tendinite
avec empâtement et crépitation neigeuse

le sein : mastite

le tissu cellulaire : oedèmes et gonflement

la peau : éruptions vésiculeuses avec exsudat

mais parfois aussi éruptions sèches, furfuracées

Kali muriaticum

Caractère subaigu ou chronique de l'inflammation

Sécrétions blanches, épaisses, visqueuses, adhérentes, avec fausses membranes

Empâtements mous

Oedèmes luisants

Règles abondantes, de sang noir avec caillots

aggravation	amélioration
Froid humide	Chaleur
Air froid	
Graisses (dyspepsie)	
Mouvement	Repos

Kali phosphoricum

Important remède nerveux, particulièrement adapté au jeune

Epuisement psychique : la faiblesse irritable...

- déprimé, aboulique
  incapable de tout effort, sans mémoire, anxieux pour un rien
  triste, découragé, pleurard
- hyperémotivité
  hypersensibilité au bruit, au toucher, à la douleur, au froid,
  terreurs nocturnes
  agitation nerveuse des pieds (*Zincum*)
  excitation sexuelle (mais le coït l'épuise)

... et physique

général

- frilosité
- amaigrissement progressif, dépérissement
- caries et nécroses

nerveux

allant jusqu'aux parésies *(Causticum)*

sanguin

anémie, leucopénie

digestif

- stomatite et gingivite saignantes à tendance ulcérative
- dyspepsie atonique
- diarrhée

respiratoire

coryza, bronchite

cardio-vasculaire

palpitations, faiblesse cardiaque

sexuel

- impuissance avec au début conservation des désirs, puis dépression avec pollutions épuisantes
- règles tardives, faibles et pâles

Kali phosphoricum

Suites de surmenage physique ou mental

Fétidité des sécrétions et excrétions, de l'haleine

Sécrétions jaune d'or ou orangées, épaisses et fétides

Langue sèche chargée d'un enduit brunâtre
" comme de la moutarde "

Troubles de la vue après activité sexuelle

aggravation	amélioration
Toute excitation nerveuse	Mangeant (*Anacard.*)
Tout travail	Repos
Coït	
Froid	Chaleur
	Distraction

Kreosotum

Inflammations chroniques à tendance ulcérative et hémorragique, touchant toutes les muqueuses

oculaires

blépharo-conjonctivite avec prurit et larmoiement corrosif

gingivales

— gingivite très douloureuse, oedémateuse, hémorragique
— caries dentaires rapides

gastrique

— gastralgies brûlantes tardives
— vomissements brûlants
— hématémèses noirâtres

intestinales

— diarrhée aiguë, subaiguë ou chronique, brûlante, excoriante, fétide, brunâtre, souvent sanguinolente
— melaena noirâtre

génitales

— hyperménorrhée avec règles intermittentes, fétides, brûlantes, prurigineuses
— leucorrhées irritantes, corrosives, intermittentes
— vaginite prurigineuse et brûlante
— cervicite sanguinolente

urinaires

uréthrite brûlante et pollakyurie

Kreosotum

Frilosité

Amaigrissement rapide

Douleurs et prurit brûlants

Sécrétions brûlantes, irritantes, excoriantes, fétides et sanguinolentes (sang noirâtre)

Tendance hémorragique : hémorragies passives, en nappe, de sang noirâtre décomposé

aggravation	amélioration
Froid (interne et externe)	Chaleur (interne et externe)

Lachesis

Ses signes neuro-psychiques, circulatoires et infectieux...

neuro-psychiques : alternances d'excitation et de dépression

- hyperesthésie tactile, anxiété, loquacité, idées délirantes (jalousie, persécution)
- tristesse, peurs (de la maladie, de s'endormir, d'être damné) rèves funèbres, délire doux.

circulatoires

- fragilité capillaire
- bouffées de chaleur
- hémorroïdes avec sensation de constriction, de battements
- règles de sang noir avec caillots

infectieux

- fièvre, vultuosité, soif intense, dyspnée, etc...

... en font un grand remède de ménopause, d'alcoolisme et d'états infectieux sévères

ménopause :

bouffées de chaleur, métrorragies et toutes affections pouvant être liées à la ménopause.

alcoolisme :

tremblements, vertiges, anxiété, hémogénie, douleurs hépatiques.

infections :

formes hémorragiques des maladies infectieuses
angines graves, pourpres ou bleuâtres,
ulcérations à bords bleuâtres, menaces d'ulcères variqueux.

Lachesis

Extrême sensibilité à la chaleur, au bruit et surtout au toucher

Ne peut supporter un collier, un col, une ceinture.
C'est une hypersensibilité cutanée, et non congestive
(≠ *Arnica, Bellad., Lycopod., Spongia*)

Grande loquacité

(= *Actaea rac.*)

Sensation de constriction

— de la gorge : comme si étranglée,
— de l'anus : ténesme avec faux besoins
— cardiaque : angor (*Cactus, Iodum, Lil. tigr.*)

Hémogénie : hémorragies et ecchymoses

avec cyanose bleu-violacée, noirâtre, de la peau et des endroits enflammés.

Latéralité gauche

— angine gauche, ovarite gauche, etc...
— les affections passent de gauche à droite

aggravation	**amélioration**
Pendant et après le sommeil	Pendant les écoulements (règles, coryza)
Avant les règles	
Chaleur	Air frais
Toucher	

Ledum palustre

La tendance hémorragique se retrouve dans...

les suites de traumatismes

en particulier oculaires ("oeil au beurre noir")

les suites de piqûres

par insectes ou instruments piquants

les hémorragies viscérales de sang rouge brillant

- épistaxis
- hémoptysies
- hyperménorrhée

... et l'atteinte du système locomoteur dans

les douleurs rhumatismales

goutteuses ou non, aiguës ou chroniques

la fragilité ligamentaire

entorses faciles

Ledum palustre

Tendance hémorragique

ecchymoses faciles, voire spontanées, lentes à disparaître, et laissant pâleur et engourdissement

Les douleurs rhumatismales évoluent du bas du corps vers le haut

Douleurs articulaires erratiques, changeant rapidement de place

Toux spasmodique précédée d'enraidissement du corps

Froideur du corps

aggravation	**amélioration**
Chaleur	Froid, bains froids, les pieds dans l'eau froide Emission d'urines contenant un sable rouge

Lilium tigrinum

Médicament essentiellement féminin, où les troubles pelviens ...

- Bearing-down
- Douleurs ovariennes (G +) irradiant au sein G et au cœur
- Règles faibles avec caillots,
  aménorrhée avec vertiges
- Leucorrhée jaune, irritante
- Ténesme rectal
  diarrhée la sortant du lit *(Sulfur)*
- Ténesme vésical avec pollakyurie

... s'accompagnent souvent de manifestations psychiques...

- Agitation, précipitation *(Arg. nitr., Medorr.)*
- Excitation sexuelle *(Staph.)*
- Sur fond de dépression, de désespoir, de sentiment de culpabilité (craint pour son salut)

... et cardio-vasculaires

- Pulsations dans tout le corps avec sensation de plénitude *(Aesculus)*
- Palpitations, tachycardie
- Lipothymies, etc...

Lilium tigrinum

« Bearing-down » (voir à *Sepia*)

Excitation sur fond dépressif, les deux souvent à tonalité sexuelle

Douleurs localisées, erratiques

Sensation de constriction du cœur comme dans un étau, un cercle de fer
(Cactus, Iod., Lachesis.)
avec engourdissement du bras droit

Les règles coulent seulement le jour, et davantage quand elle marche

aggravation	**amélioration**
Couchée à D	Couchée à G (palpitations)
Debout	Marche
Chaleur	Air frais
Consolation *(Natr. mur.)*	Distraction

Luesinum

De la luèse dont il est le biothérapique, il tient :

les modalités :

< nocturne et au bord de mer

les troubles psychiques

- variations rapides de l'humeur : rire-larmes, irritabilité - indifférence. Intolérance à la contradiction
- baisse de la mémoire des noms propres, des noms de rues, des faits récents
- difficultés de concentration, agitation incessante
- phobies (de la nuit, de devenir fou, de la contagion)
- enfants nuls en mathématiques, mais imaginatifs

les douleurs osseuses

- douleurs au toucher et à la percussion des os
- douleurs sacrées, tibiales, sternales, etc...
- douleurs aiguës au larynx

les signes cutanés et muqueux

- tendance aux ulcérations
- éruptions cutanées rouge cuivre
- chute des cheveux
- hypersécrétions : sialorrhée intense
leucorrhée profuse
- langue rouge, ulcérée, craquelée gardant l'empreinte des dents (*Merc. Hydrastis*)
- constipation intense, ou diarrhée indolore

Luesinum

Agitation incessante et variations rapides de l'humeur
intolérance à la contradiction

Peurs : de la nuit, de devenir fou ou paralysé, de la contagion
(se lave les mains sans cesse)

Tendance aux ulcérations et aux suppurations
cutanées, muqueuses
caries osseuses et dentaires

Douleurs augmentant et disparaissant graduellement, précises dans leurs caractères (localisation, type) linéaires, profondes, persistantes

Désir d'alcool.
Tendance à l'alcoolisme

aggravation	amélioration
Nuit ++: du coucher au lever du soleil	Jour
Bord de mer	Montagne
Humidité	
Toucher	Mouvement lent

Lycopodium

Physiquement et mentalement épuisé,
irritable et dépressif,
cholémique familial prématurément vieilli,

c'est du **ventre** qu'il voit provenir beaucoup de ses maux.

Les insuffisances cellulaires hépatique, biliaire, gastrique, intestinale et rénale en font un

flatulent constipé et hémorroïdaire,

acétonémique,

lithiasique,

goutteux,

arthrosique

et scléreux

Forme avec *Calc. carb.* et *Sulfur*
le trio des **antipsoriques**
et avec *China* et *Carbo veg.* celui de la **flatulence**

Lycopodium

Irritable, maussade, chagrin, confus

(erreurs en parlant ou écrivant)

Troubles digestifs

— faim canine,
— ballonnement post-prandial précoce
— flatulence hypogastrique avec pesanteur pelvienne

Désir de sucre et de sucreries

Sensibilité extrême du cuir chevelu

Pied droit froid et gauche chaud

(= *Chelid.*, *Sulf.*)
(≠ *Psorinum*)

Mact: très proton... sur le foie
Δ après drainage

aggravation	**amélioration**
Au réveil	Elimination urinaire
16 à 20 heures	Mouvement
	Alimentation et boissons chaudes
Chaleur	Grand air; froid

malgré la frilosité

Magnesia carbonica

Association variable de troubles **nerveux** et **digestifs**

Signes nerveux

hypersensibilité générale...

mauvaise humeur, irritabilité

... douleurs névralgiques ...

faciales, dentaires, cervico-brachiales, dorsales, etc...

... et épuisement

Signes digestifs

dyspepsie

dyspepsie au lait avec vomissements de lait coagulé

spasmes gastriques et intestinaux

flatulences

diarrhée

Magnesia carbonica

Epuisement profond : faiblesse irritable

Acidité, aigreur, goût et odeur surs des sécrétions et excrétions

Douleurs aiguës, fulgurantes, paroxystiques
pliant le malade en deux

Désir de viandes, d'acides, de fruits acides, et aversion pour les légumes
Intolérance au lait

Règles en retard, faibles, foncées, coulant seulement la nuit

aggravation	**amélioration**
Toutes les 3 semaines	
Air froid	Plein air
	Chaleur
Contact	
Bruit	
Lait	

Magnesia muriatica

Troubles nerveux...

— agitation et anxiété
— céphalées pressives améliorées par la chaleur et, paradoxalement, par la pression forte
— vertiges aggravés au lever
— palpitations aggravées au repos et améliorées par le mouvement
— atonie digestive et vésicale

... et congestions passives...

hépatique

— hépatalgie pire à droite, avec ou sans hépatomégalie
— intolérance au lait

utérine

— hyperménorrhée aggravée par le repos

... s'associent à une tendance aux néo-formations

verrues et polypes

Magnesia muriatica

Agitation anxieuse

anxiété aggravée en fermant les yeux

Asthénie et frilosité

Céphalées périodiques

— toutes les 4 à 6 semaines
— améliorées par la pression forte

Atonie digestive

— gastrique avec éructations fréquemment à odeur d'oignons, ou d'oeufs pourris; intolérance au lait
— intestinale : constipation avec selles dures, noueuses, sèches, difficiles, s'émiettant à l'anus

Hyperménorrhée et métrorragies de sang noir avec caillots

— coulant plutôt la nuit
— avec mauvaise humeur avant et pendant les règles

aggravation	amélioration
Repos	Mouvement lent
Immobilité	Pression forte
Couché à droite	Grand air
Nuit	Chaleur (céphalées)
Mer, air marin, sel	
Lait	
Fermant les yeux (anxiété)	
Dentition	

Magnesia phosphorica

Spasmodicité psychique...

avec agitation

... et physique

spasmes viscéraux...

- gastriques : crampes d'estomac d'apparition et de disparition brusques
- intestinaux : entéralgies violentes, crampoïdes, aiguës, piquantes, fulgurantes, apparaissant et disparaissant brusquement, pliant en deux
- utérins : dysménorrhée violente pliant en deux

... musculaires...

- crampes, myoclonies, convulsions

... et névralgies

faciales, intercostales, sciatiques, ovariennes

Magnesia phosphorica

Hypersensible, mais intellectuellement plutôt lent

Agitation pendant la douleur

Change constamment les objets de place

Douleurs crampoïdes aiguës, piquantes, fulgurantes, apparaissant et disparaissant brusquement

Règles en avance, de sang noir en larges filaments

aggravation	amélioration
Froid	Chaleur Pression Plié en deux
Avant les règles (dysménorrhée)	Après le début des règles

Manganum

Inflammations O.R.L....

- obstruction tubaire avec craquements, sifflements, hypoacousie
- laryngite aiguë ou chronique

...ostéo-articulaires...

- douleurs osseuses profondes et douleurs périostées
- arthralgies (petites articulations +)

... et cutanées...

- érythème noueux
- prurit (plis de flexion +)

...sur fond d'asthénie

générale...

anémie avec face pâle et yeux cernés

...et nerveuse

- paralysies ascendantes avec amyotrophie
- syndrome extra-pyramidal

Manganum

Epuisé, n'est bien que couché dans le silence et la solitude

Démarche traînante avec tendance à tomber en avant

Sensation de meurtrissure générale, aggravée au toucher

Taches cutanées rouges, surélevées, douloureuses, prédominant près des articulations

Enrouement, toux sèche paroxystique, et douleur laryngée en avalant, irradiant vers les oreilles

aggravation	**amélioration**
Froid humide	Couché
Toucher	
Nuit	

Medorrhinum

De la sycose dont il est le biothérapique, il tient :

les maladies suites de gonorrhée,
mais aussi de rhino-pharyngites à répétition,
d'ulcères trainants

les idées obsédantes, parfois délirantes, avec
tendance dépressive s'inversant vers l'excitation
à mesure que la journée s'avance

les productions épithéliales
verrues (petites, pédiculées, pointues)
et condylomes

les infections persistantes
— uréthrales, rhino-pharyngées
— avec écoulement jaunâtre, épais

... mais il est amélioré par l'humidité,
au bord de la mer

Medorrhinum

Hâtif : le temps passe trop vite (*Arg. nit., Lil. tig.*)
et agité (principalement jambes et pieds, avec douleurs)

Mais très fatigable, avec désir d'alcool
et de stimulants

Faim canine,
même juste après le repas

Sensations de brûlure
- le long du rachis
- aux extrémités, qu'il découvre
- à la poitrine

... mais seins « de glace »

Névralgies aiguës, erratiques, à début et fin brusques
> par l'humidité

aggravation	amélioration
Jour, surtout matin	Nuit
Pensant à ses maux	Couché sur le ventre position genu-pectorale
Pendant l'orage	
Chaleur	
Montagne	Bord de mer, humidité

Mercurius corrosivus

Inflammations muqueuses aiguës

avec douleurs, oedème
et hypersécrétion, portant particulièrement sur :

la bouche et le pharynx

- angine rouge foncé, douloureuse
- stomatite, gingivite
- salivation intense

l'intestin et le rectum

le système uro-génital

- néphrite aiguë
- cystite
- uréthrite; gonorrhée
- métrite

l'oeil

- blépharite, conjonctivite, kératite, iritis
- avec photophobie intense

Au total, c'est *Mercurius solubilis* en beaucoup plus violent.

Mercurius corrosivus

Oedème inflammatoire intense

Tendance ulcérative

Douleurs brûlantes avec ténesme
abdominal, rectal, vésical, uréthral

Agressivité des sécrétions et excrétions

Écoulements visqueux, épais, gluants, jaune-verdâtres

aggravation	amélioration
Nuit	

Mercurius cyanatus

Inflammation muqueuse aiguë grave
avec **atteinte profonde de l'état général,**
portant principalement sur :

le pharynx

angine grave, pseudo-membraneuse, ulcéro-nécrotique, extensive

le rectum

rectite aiguë, hémorragique et fissuraire

Mercurius cyanatus

État septique, général et local

Faiblesse cardiaque, avec pouls petit et filant, tachycardie

Tendance ulcéro-nécrotique et fissuraire

Formation de fausses membranes grises, adhérentes

Fétidité et putridité des sécrétions

aggravation	amélioration
Mangeant (angine)	

Mercurius solubilis

De la luèse dont il est le remède central, il tient l'instabilité psychique...

— hyperactivité intellectuelle avec grande variabilité de l'humeur
— puis dépression profonde avec hébétude, lenteur de la parole

... et les inflammations aiguës et chroniques avec tendance suppurative et ulcérative,

particulièrement sur :

les muqueuses

sécrétions d'abord fluides, claires et excoriantes,
puis purulentes, jaune-verdâdres, douces

- coryza, conjonctivite
- angine, pharyngite, gingivite, stomatite avec goût métallique et soif intense
- otite
- langue épaisse, jaunâtre, gardant l'empreinte des dents
- diarrhée, syndrôme dysentérique
- cystite, uréthrite
- métrite, etc...

la peau

éruptions diverses, principalement vésiculeuses et pustuleuses
prurit < à la chaleur du lit (*Mezer., Sulf.*)

le système lympho-ganglionnaire :

adénites

les os

périostite, ostéite

Mercurius solubilis

Agité, hâtif, précipité, impulsif, anxieux (*Medor., Thuya*) et déprimé, sans mémoire ni volonté

Faiblesse et tremblement fin < par le moindre mouvement

Paralysies, habituellement incomplètes

Augmentation de toutes les sécrétions et excrétions, avec mauvaise odeur

- sueurs abondantes et aigres, ne soulageant pas
- salivation abondante et fétide
- diarrhée aqueuse, verdâtre, avec ténesme avant, pendant et après la selle
- leucorrhée constante, irritante, brûlante et pruriante

Ulcérations superficielles, s'étendant rapidement

($\neq$ *Kali bich.*: à l'emporte pièce, creusantes)

Frissons fourmillant à fleur de peau, au début des affections inflammatoires

aggravation	**amélioration**
Nuit	Repos
Froid humide	
Chaleur du lit	
Chambre chaude	

Mezereum

" Mercure végétal ", il tient du luétisme et de la psore

A la psore se rattachent :

les maladies suites de suppression d'éruption
dont les douleurs post-zostériennes

les alternances
entre troubles internes et psychiques
et troubles cutanés (qui > les autres)

la chronicité, et le retour périodique (estival)
des éruptions

les troubles cutanés

les troubles de l'appétit :
désir de café, de gras de jambon, aversion pour la viande

... et au luétisme appartiennent :

l'atteinte nerveuse, psychique et physique
- irritabilité sur fond dépressif
- névralgies faciales, ciliaires, intercostales, dentaires

les inflammations à tendance ulcérative
- de la peau
- des muqueuses
  - stomatite ulcéreuse, pyorrhée
  - laryngite destructive
  - ulcères gastro-duodénaux
  - ulcérations du col avec leucorrhées très irritantes
- des os : ostéites, périostites, fistules et caries osseuses

l'aggravation nocturne

Mezereum

Prurit sine materia, violent, erratique
changeant de place après le grattage (*Staph.*)

Eruptions croûteuses, purulentes (*Graphites*)

Ulcérations purulentes entourées de vésicules brûlantes et pruriantes (*Rhus tox.*)

Retour périodique (estival) des éruptions

Douleurs osseuses intenses (ostéocopes)
< la nuit (*Phytol.*)

aggravation	**amélioration**
Nuit	
Toucher, pression	
Chaleur du lit	Plein air
Vexations (céphalées) (*Staphys.*)	
Mouvement	
Bière (*Kali bich.*)	

Naja

Ses signes spasmodiques neuro-psychiques, cardio-respiratoires et ovariens...

neuro-psychiques

- anxiété avec peur de la mort,
  brusques envies de se suicider
- paralysie ascendante

cardio-respiratoires

- palpitations, pouls irrégulier
  douleurs précordiales
- dyspnée

ovaralgie G

... en font un important remède de

cardiopathies fonctionnelles ou organiques

éréthisme cardio-vasculaire
angor vrai et faux
asthme cardiaque
endocardite
insuffisance cardiaque allant jusqu'à l'asystolie et le collapsus

retentissement cardio-vasculaire des maladies infectieuses

troubles hormonaux et psycho-hormonaux féminins

Naja

Envies brusques de se suicider

Faiblesse intense des membres inférieurs

Sécheresse des muqueuses avec brusques sensations d'étranglement, de suffocation

Sensation de tampon dans l'oesophage (*Spongia*)

Douleur temporale gauche, sus-orbitaire, irradiant vers l'occiput avec nausées et vomissements

Douleur crampoïde à l'ovaire G, irradiant jusqu'au cœur

aggravation	**amélioration**
Couché à G	Couché à D
Après sommeil	
Stimulants	
En voiture	Se promenant au grand air
Pendant les règles (ovaralgie) (≠Lachesis)	

Natrum carbonicum

Dépression et faiblesse

psychiques

- tristesse, lenteur d'idéation
- intolérance aux bruits, à la musique

générales :

- asthénie et frilosité

digestives

- dyspepsie atonique et flatulence
- constipation atonique, ou diarrhée explosive avec matières jaunâtres comme pulpe d'orange

génitales :

- règles tardives, voire absentes, pâles

des tissus de soutien

- ligaments articulaires ⟶ entorses à répétition
- mésos ⟶ ptoses, bearing-down

des muqueuses :

catarrhes chroniques avec écoulements mucro-purulents épais, visqueux, souvent malodorants

- rhinite chronique avec petites plaies cutanéo-muqueuses
- bronchite
- métrite

Forme avec *Calc. fluor.* et *Sepia* le trio de la **ptose**

Natrum carbonicum

Asthénie physique et psychique

Intolérance à la chaleur de l'été
(et du soleil, des foyers)
malgré frilosité habituelle

Faiblesse et anxiété vers 10-11 heures

Faim vorace, fringales
avec aversion pour le lait, qui → diarrhée

Bearing-down (cf *Sepia*)

aggravation	**amélioration**
Froid	Mouvement
Chaleur de l'été	Pression, friction
Travail mental	Mangeant
Bruits	
Musique	
Pleine lune	

Natrum muriaticum

L'hypersensibilité, la fatigabilité, l'instabilité,
réalisent la faiblesse irritable
que l'on retrouve partout, au niveau :

du psychisme

- déprimé, peureux, triste et pleurard, solitaire < par la consolation
- et boudeur, susceptible, coléreux pour un rien, quand on le regarde ou qu'on lui parle

de l'état général

- faiblesse, anémie, amaigrissement, maladresse (*Apis*)
- grande aptitude à « prendre froid »

des tissus de soutien

- « bearing-down » (voir à *Sepia*)
- incontinence d'urines en toussant, riant, éternuant
- lumbago chronique > coussin dur

de la circulation

- palpitations < couché à G (*Phos.*) et au repos
- céphalées battantes, migraines
- migraines ophtalmiques (*Cycl., Gels., Iris v., Kali bich., Sanguin.*)

de la peau

- herpès péri-buccal, lèvres sèches et craquelées
- peau grasse, huileuse, malsaine, chargée d'acné et de comédons
- éruptions croûteuses ou humides aux plis de flexion ou derrière les oreilles

des muqueuses : sécheresse et/ou hypersécrétion

- coryza, conjonctivite
- bouche sèche avec soif intense de beaucoup à la fois
- constipation chronique et sèche avec spasme anal, ou diarrhée urgente (D. des farineux chez le constipé chronique)
- leucorrhée irritante

Natrum muriaticum

Le repli

Faiblesse irritable, physique et psychique

Amaigrissement, principalement du haut du corps

(cou +)

malgré bon appétit

Désir anormal de sel

(et aversion pour le pain, les graisses, le café)

Peau sèche, localement huileuse, siège de nombreux désordres

craquelures, herpès, acné, comédons, eczéma, éruptions diverses (plis +)

Faiblesse pelvienne avec bearing-down (voir à *Sepia*) et incontinence d'urines

en toussant, riant, éternuant

- enfant réservé / ADO isolé incompris
- Adulte réservé, pudiq, n'aime pas la foule, imparfait [illegible] mais de [illegible] à difficulté de verbaliser
- repli - ↑ à la consolation ne peut dire, se contient [illegible]

aggravation | **amélioration**

Consolation (≠*Puls*)

(= *Calc. phos.*, *Lil. tigr.*, *Sep.*, *Sil.*)

Chaleur, bien que frileux | Grand air

Selon la marche du soleil | Pression (lombago)

Vers 10 h du matin

Bord de la mer

Natrum sulfuricum

Suite de ou aggravé par l'humidité
sous toutes ses formes,
les traumatismes, surtout crâniens

C'est un antisycotique majeur par :

l' « Hydrogénoïdisme »,

dont il est le remède-type et qui est à la fois :
— troubles de la répartition hydrique
— et hypersensibilité à l'humidité ambiante

les troubles psychiques avec tendance dépressive

les verrues et condylomes

les écoulements épais, jaune-verdâtres

rhino-pharyngés, bronchiques, utérins, uréthraux

Et son action est particulièrement marquée sur :

le système digestif

— douleur hépatique
— colite flatulente < après le lever

le système respiratoire

— asthme < par les changements de temps, l'humidité
— bronchite chronique, rhinite chronique

la peau

troubles cutanés < au printemps
(l'été : *Graph., Mez.;* l'hiver : *Petr., Psor.*)

les articulations

douleurs et craquements
< par l'humidité, > changeant de position

Natrum sulfuricum

Langue couverte d'un enduit brun et amer

jaune verdâtre à la base

Flatulence avec coliques et diarrhée, pire après le lever et principalement après le petit déjeûner

(≠ *Sulfur :* la colique le sort du lit)

Pendant la toux, doit soutenir sa poitrine avec ses mains

et douleur au bras gauche

Prurit au déshabillage

Localisations particulières :

- base du poumon gauche
- de façon générale, latéralité G sauf :
  - région hépatique
  - côlon D
  - hanche D

aggravation	**amélioration**
Humidité	Sec
Bord de mer	
Printemps	
Couché à gauche	Pression
Repos	Changement de position
	Après selle relâchée

Nitri acidum

Action profonde sur le système nerveux : éréthisme (cardio-vasculaire) et irritabilité sur fond de dépression

Lésions souvent saignantes du tube digestif et de la peau

tube digestif

- douleurs gastro-intestinales
- dyspepsie avec aversion pour le lait, le pain, la viande, et désir de choses indigestes
- diarrhée
- lésions fissurées et saignantes des jonctions peau-muqueuse (bouche, anus...)
- stomatite ulcéreuse

peau

- eczéma impétigineux
- furonculose, acné
- ulcères proliférants et saignants
- néo-formations : verrues et condylômes saignants

Forme avec *Thuya* et *Staphysagria* le trio des **condylomes**

Nitri acidum

Faiblesse physique et mentale

dépression

Lésions des jonctions peau-muqueuses

Les écoulements sont offensifs

(urines, fecès, sueurs)

Frilosité et frissons ++

Douleurs d'aiguille

aggravation	amélioration
	Souvent par mouvement passif (train, voiture)

Nux moschata

Faiblesse et hypersensibilité

psychiques

- somnolence invincible
- perte de mémoire
- indifférence, lenteur, à l'extrême hébétude
- et variations brusques de l'humeur

et physiques

- frilosité extrême
- distension gastrique et intestinale
- constipation atonique : même une selle molle demande de gros efforts
- diarrhée très fétide
- palpitations, faux angor
- le lit semble trop dur

avec défaillance pour un rien

Nux moschata

Assoupissement, somnolence +++

Sautes d'humeur rapides *(Acon., Ign., Plat.,)*

Tendance lipothymique

pour n'importe quelle raison,
physique ou psychique *(Act. rac., Moschus, Sepia)*

Sécheresse de la peau et des muqueuses

— absence de sueurs
— bouche sèche sans soif *(Apis, Gels., Pulsat.)*

Ballonnement abdominal considérable

après le repas, et même pendant *(Kali carb.)*
« tout ce qu'il mange se transforme en gaz »

aggravation	**amélioration**
Froid, surtout humide	Chaud
	Chambre chaude
Tout effort	
Emotions	
Grossesse	
Couché du côté malade	

Nux vomica

L'irritabilité nerveuse et la dépression consécutive,

retrouvées à tous les niveaux du psychisme et du physique, en font le

remède majeur des gens d'affaires épuisés par le travail, les soucis, la sédentarité, et les excès alimentaires, alcooliques, tabagiques et médicamenteux.

psychisme

— impulsif, coléreux, agité, impatient
— puis surmené, triste, anxieux, hypocondriaque aux idées suicidaires

nerfs périphériques

— hypersensibilité et hyperréflectivité
— spasmes, contractures, crampes
— névralgies (faciales, intercostales, sciatiques)
— engourdissement des extrémités, parésie des membres inférieurs

système digestif

— crampes d'estomac 1/2 h - 1 h après les repas
— ballonnements, renvois, lenteurs de digestion, sensation d'un poids lourd sur l'estomac
— vomissements, qui >; sensation qu'il serait mieux s'il vomissait
— constipation spasmodique avec faux besoins, alternance de diarrhée et de constipation
— langue chargée à la base, propre à la pointe
— gros foie sensible
— hémorroïdes > applications froides

circulation

palpitations, angor, hypertension

respiration

coryza, asthme, toux, surtout matinaux

système génital

règles en avance, intermittentes, irrégulières, trop longues, douloureuses

Nux vomica

Irritabilité physique et psychique

- de mauvaise humeur, querelleur, irascible, intolérant, aux impulsions destructrices
- hypersensible et intolérant au bruit, à la lumière, aux odeurs, au tact, au froid

Et dépression avec tristesse et anxiété

Frilosité et susceptibilité au froid

Réveil à 3 heures du matin

Pense à ses soucis
Se rendort sur le tard et se lève en mauvais état

Amélioration par un sommeil ininterrompu

- même court (sieste)
- mais plus mal le matin s'il a mal dormi

aggravation	**amélioration**
Travail mental	Repos
Colère	
Excitants	
3 h du matin	
Réveil	Après bon sommeil
Matin	
1/2 h - 1 h après le repas	
Froid; vent froid sec	Chaleur, temps humide
Contact	Pression forte

Opium

L'hyposensibilité physique et psychique...

- perte du sens moral : mensonges ++
- absence de douleurs et inconscience de sa maladie
- paralysies viscérales : constipation, rétention d'urines

... avec bouffées d'excitation...

- délire, hallucinations, insomnie
- tremblements, carphologie, convulsions

... et la congestion passive...

- de la tête
- de la peau avec sueurs chaudes (sauf aux extrémités, qui sont froides)

... en font un grand médicament de

constipation sans besoins

- des obstrués, alités,
- opérés, accouchées,
- vieillards

troubles cérébraux congestifs

- de l'alcoolisme, aigu ou chronique; delirium
- des accidents vasculaires cérébraux (et de leur menace)
- des fièvres adynamiques
- des convulsions du nourrisson

manque de réaction à la thérapeutique

(*Psor., Sulfur, Tuberc.*)

Opium

Suite de frayeur ou d'émotions vives

Absence anormale de douleurs et manque de réactions

Hébétude, torpeur profonde avec respiration stertoreuse

Face rouge sombre avec sueurs chaudes et myosis

Sueurs chaudes avec besoin constant d'être découvert

mais les extrémités sont froides

aggravation	amélioration
Chaleur	Froid
	Aliments froids
Pendant et après le sommeil	Se promenant
Stimulants	

Petroleum

Les troubles cutanés, muqueux et neuro-psychiques...

cutanés

- peau malsaine : toute petite plaie suppure (*Hepar, Sil.*)
- éruptions caractéristiques

muqueux : inflammations

- intestinales : diarrhée diurne
- urinaires, utérines

nerveux

- vertiges
- vomissements brusques et violents

psychiques

- anxieux avec sensation que sa mort est proche (*Aconit*)
- sensations : qu'il est double (*Baptis*)
  que quelqu'un est couché à côté de lui
- perd son chemin bien connu (*Bar. carb.*)

... en font un grand médicament...

d'eczéma

fissuraire et suintant (*Graph.*)

de catarrhes muqueux chroniques, particulièrement :

- gastrique : gastralgie > en mangeant
- urinaire : uréthrite et cystite chronique
- utérin : leucorrhée abondante et pruriante
- colique

de mal des transports

de délire

Petroleum

Alternances de troubles cutanés et digestifs

(eczéma - diarrhée)

Maladies suite de suppression d'éruption

(*Ars. alb., Dulc., Graph., Hepar, Mez., Psor., Sulf., Zinc.*)

Frilosité et sensation de froid

Sensation de froid au cœur

Faim canine, pire la nuit

se lève pour manger (*Psor., Tuberc.*)
— désir de bière
— aversion pour la viande et les graisses
— intolérance pour le chou

Peau sèche, rugueuse, épaisse, fissurée, craquelée; éruptions vésiculeuses donnant un liquide clair (*Rhus. t.*) et des croûtes jaunâtres (*Graph.*)

Sueurs fétides des aisselles, des organes génitaux, des pieds

aggravation	**amélioration**
Chou, choucroute (diarrhée)	Mangeant (*Anac.*)
Hiver +++ Froid	Chaleur, été
Avant et pendant l'orage	

Phosphorus

Toxicité cellulaire très profonde,

touchant l'ensemble des systèmes, où il entraîne une

succession variable d'excitation et de dégénérescence

psychisme : le feu de paille

agitation anxieuse sur fond d'épuisement

- hyperactivité intellectuelle, affective, sensorielle, motrice, sexuelle ; délire mégalomaniaque
- puis rapidement apathie, intolérance à tout travail mental, perte de mémoire, tristesse, indifférence, impuissance, stupeur

système nerveux

- vertiges (< au réveil)
- séquelles d'accidents vasculaires cérébraux

sang et circulation

- hémorragies, hyperémie, palpitations, hémorragies vicariantes des règles
- insuffisance cardiaque (D +), athérosclérose

foie, pancréas, voies biliaires

- cholécystite et dyskinésie biliaire : la " crise de foie "
- ictère grave, stéatose, cirrhose
- pancréatite

reins : néphrite chronique

respiration

- laryngite aiguë et chronique, douloureuse
- polypes saignants
- tous foyers aigus : pneumonie, broncho-pneumonie

os

- croissance trop rapide
- hypersensibilité des vertèbres dorsales
- caries et nécroses, abcès dentaires

yeux

- choroïdite, uvéite, cataracte
- hémorragies rétiniennes

Phosphorus

l'extinction

Hyperesthésie générale

sensibilité particulière aux parfums (*Ignatia*)

Tendance hémorragique

Phosphorus est " obligé de saigner "

Sensation de brûlure (*Ars., Sulf.*), notamment :

- au pharynx
- le long du rachis
- entre les deux épaules
- aux mains (avec pieds souvent froids).

Sensation de vide abdominal

Soif intense d'eau froide rejetée dès qu'elle est réchauffée dans l'estomac

Id pour les aliments solides

- avant dépressif intuitif + brillant
- ressent toutes ses douleurs et celle du monde
  Il sent ou croit sentir les choses
- qcq chose arrivée allait untel - le cheval arrive ...
- épuisé sensation d'être déjà mort
- grande tristesse

aggravation	**amélioration**
Tout exercice mental ou physique	Après avoir dormi
Pendant l'orage	
Crépuscule	
Froid	
Couché à G et sur le côté douloureux	

Phytolacca

Tient du luétisme son action inflammatoire et sclérosante sur :

la gorge :

amygdalites - pharyngites

les gencives : paradontoses

les os et ligaments :

rhumatismes - périostites

les seins :

syndrome pré-menstruel
mastose

Phytolacca

Sensation de meutrissure, locale ou générale

Douleurs ostéocopes et rhumastimales

entre *Bryonia* et *Rhus tox.*

Douleurs de gorge irradiant aux oreilles

< buvant chaud *(Bellad.)*

Douleurs mammaires avec engorgements et nodosités

fissures du mammelon

pendant la têtée, la douleur irradie tout le corps

Besoin de serrer dents et gencives

aggravation	**amélioration**
Nuit	
Mouvement, mais avec besoin de bouger	Couché
Pression	
Froid, froid humide	

Platina

Troubles mentaux,...

- orgueil et coquetterie pathologiques;
  extravagances et folie des grandeurs
- humeur extrêmement changeante, paradoxale, intempestive
- micropsie (voit les gens et les objets plus petits qu'ils ne sont; se trouve plus grande)

... nerveux, spasmodiques,...

- dyspnée,
- boule hystérique
- convulsions, spasmes tétaniformes
- constipation avec faux besoins
- névralgies
- spasmes viscéraux divers

... et sexuels

psychiques...

- hypersexualité pathologique
- manie érotique; nymphomanie < repos au lit

et physiques

- extrême sensibilité des organes, vaginisme
- prurit vulvo-vaginal volupteux et désirs excessifs et constants
- ovaires douloureux (D +)
- règles en avance et trop fortes, avec caillots noirs au début.

Platina

Arrogante, orgueilleuse, hautaine,
puis angoissée avec peur de la mort

Alternance de troubles physiques et mentaux (*Actaea*)

Douleurs apparaissant et disparaissant graduellement

(*Arg. nit., Lues.*)

à type de crampes, de compression, de serrement

Sensations :
de tremblement intérieur (*Arg. nitr., Gels.*)
de froid et engourdissements localisés

Constipation < en voyage

aggravation	**amélioration**
Chaleur	Plein air
Repos	Mouvement
Soir et nuit	
Toucher	
Règles	

Plumbum metal

Ses signes nerveux...

spasmes viscéraux (intestins, anus, utérus)

paralysies

... et vasculaires ...

spasmes

sclérose

... en font un médicament de

convulsions, névrites, névralgies,
paralysies, paresthésies

gastralgies, coliques et dysménorrhée spasmodique

constipation spasmodique

artériosclérose

- générale : artérites, H.T.A.
- cérébrale
- rénale

Plumbum metal

Faiblesse psychique

- dépression, caractère taciturne, hypocondrie
- baisse des facultés mentales et de la mémoire

Amaigrissement profond et rapide

allant jusqu'à l'émaciation

Amyotrophie des régions atteintes

Troubles nerveux

- paralysies (principalement des extenseurs)
- hyperesthésie générale et locale

Troubles digestifs

- coliques très violentes, irradiant à tout le corps, avec abdomen dur et rétracté
- constipation spamodique avec ténesme, selles dures, noires, "crottes de brebis"
- sensations
  - que le ventre est pressé contre le rachis
  - que l'anus est tiré vers le haut

aggravation	**amélioration**
Toucher	Pression forte
Nuit	
Mouvement	Plié en deux (= *Coloc.*)

Podophyllum

Inflammation muqueuse aiguë

gingivale

troubles de la dentition avec besoin de serrer les gencives l'une contre l'autre

intestinale

— diarrhée d'été
— diarrhée dentaire

biliaire

— hypersécrétion avec diarrhée
— hyposécrétion avec constipation et selles décolorées

Podophyllum

Alternances : diarrhée (été) et céphalées (hiver)
diarrhée et constipation

Latéralité droite

côlon droit, hypocondre droit, région sous-scapulaire droite, sciatique droite, ovaire droit

Diarrhée aqueuse, en jet, indolore, fétide, jaunâtre ou verdâtre

- précédée de nausées et de borborygmes
- accompagnée et suivie de grande faiblesse avec sensation de vide abdominal
- isolée ou accompagnant d'autres manifestations du médicament (troubles dentaires, sciatique, ovaralgie...)

Langue pâteuse, jaune moutarde, gardant l'empreinte des dents

Tendance ptosique

prolapsus et ptoses rectaux et utérins

aggravation	**amélioration**
Eté, temps chaud	Pression, friction (massage, couché sur le ventre, plié en deux, serrant les gencives)
Matin	
Bain (enfant)	Diarrhée (céphalées)
Aliments aqueux	Chaleur locale
Dentition	

Psorinum

Epuisé physiquement ...
(" n'est bien que dans son lit ")....

sans réaction

(même au bon remède)

frileux

(couvert de vêtements)

... et mentalement...

triste, anxieux de tout, pessimiste, désespéré, de mauvaise humeur

... il tient de la psore dont il est le biothérapique

les alternances morbides et la périodicité

les troubles de la thermo-régulation

— extrême frilosité et hypersensibilité au froid
— sensation de brûlure plantaire; pied G froid

les troubles de l'appétit

— faim canine contrastant avec l'amaigrissement
— se lève pour manger (*Petr., Tuberc.*)

les troubles cutanés

— prurit intense, < chaleur du lit
— peau sèche, rugueuse, ou au contraire huileuse
— éruptions de toutes sortes, principalement l'hiver

la mauvaise odeur

— générale (*Sulfur*)
— des sécrétions et excrétions

Psorinum

Faiblesse généralisée, affectant tous les appareils, et manque de réaction

Frilosité extrême

Se sent anormalement bien la veille des manifestations morbides (*Nux vom.*)

Sueurs profuses,
> tous les symptômes

Pied G froid et D chaud
(≠ *Licopod.*)

aggravation	**amélioration**
Froid. Hiver	Chaleur. Eté S'enveloppant chaudement Mangeant
Transpiration Changement de temps Avant l'orage	

Pulsatilla

Stase et congestion veineuse...

- Acrocyanose
- Dysménorrhée avec règles en retard et courtes hémorragies supplémentaires *
- Congestion portale
- Varices
- < matinale, par le repos et la chaleur
> par le mouvement et par l'air frais

... s'associent à un catarrhe muqueux chronique

- Blépharo-conjonctivite
- Coryza
- Toux sèche le soir, grasse le matin
- Dyspepsie aux aliments gras
- Diarrhée
- Leucorrhée, etc...

* *Pulsatilla* est à la puberté ce que *Graphites* est à la ménopause

Pulsatilla

Variabilité des symptômes
- tant psychiques : humeur changeante, pleurs faciles,
  consolation rapide, " enfant du soleil et des giboulées "
- que physiques : douleurs erratiques,
  selles variables,
  règles intermittentes

Congestions et stase veineuses

Ecoulements épais et doux, non irritants,
de toutes les muqueuses

Absence de soif

Plus mal le matin que le soir

aggravation	amélioration
Chaleur, chambre chaude	Applications froides Grand air
Repos soir, nuit	Mouvement lent
Aliments gras	
Dépression atmosphérique, orage, humidité	
Couché du côté douloureux	

Pyrogenium

Remède fondamental des états septiques, quels que soient

leur nature

leur origine

leur intensité

leur stade

Tout se passe comme s'il redonnait à l'organisme ses possibilités de réaction tant à l'agression qu'aux médicaments bien choisis restés sans effet.

Pyrogenium

Dissociation pouls - température

Agitation, anxiété, délire loquace ou prostration

Fétidité extrême de toutes les sécrétions et excrétions, de l'haleine

Douleurs très violente avec sensation de courbature de meurtrissure, de brisure (*Eupator.*)

- le lit semble trop dur (*Arnica*)
- doit sans cesse changer de position (*Rhus tox.*)

Langue rouge et sèche comme vernissée, craquelée

aggravation	**amélioration**
Mouvement	Changeant de position
	Chaleur
	Pression

Ranunculus

Ses signes nerveux, cutanés, muqueux et séreux...

nerveux :

hyperexcitabilité
agitation, hoquet
névralgies

cutanés :

éruptions vésiculeuses
indurations cornées douloureuses

muqueux et séreux : inflammation aiguë

... se retrouvent dans

le zona, intercostal et ophtalmique

l'herpès

les douleurs intercostales rhumatismales

et les douleurs dorsales, interscapulaires
des travailleurs assis

le coryza oculo-nasal

les affections pleuro-pulmonaires

pleurite, pleurésie, pleuro-pneumonie

et les états alcooliques

delirium tremens, états maniaques
congestion hépatique douloureuse
cirrhose ascitique

Ranunculus

Éruptions vésiculeuses, brûlantes et pruriantes

Douleurs aiguës paroxystiques, brûlantes, piquantes, pruriantes

Sensation de meurtrissure avec hypersensibilité au toucher

Mauvais effets des boissons alcooliques

Douleur dans l'hypochondre droit et l'épaule gauche

aggravation	**amélioration**
Changement de temps	Air frais
Humidité	Grand air
Temps orageux	
Mouvement	
Boissons alcooliques	

Rhus toxicodendron

Important remède indiqué dans trois grands types d'états, éventuellement intriqués

Le cutanéo-muqueux

éruptions érythémato-vésiculeuses brûlantes et pruriantes

zona, eczéma, herpès, brûlures superficielles, ulcères

inflammations muqueuses

diarrhée, toux, cystite,
nombreuses affections oculaires

Le rhumatismal : lésions ab-articulaires

tendons, ligaments, fascia, gaînes nerveuses

- douleurs, raideur et ankylose
- des lumbagos, sciatiques, névralgies cervico-brachiales, entorses

muscles

- courbatures après exercices violents
- cœur forcé

paralysies partielles avec engourdissement

bras, paupières

Le fébrile adynamique

- frissons avec sensation d'être trempé dans l'eau froide, ou aspergé
- fièvre avec délire doux, agitation physique et mentale, face rouge, tremblements
- sueurs de tout le corps, sauf la tête.

Rhus toxicodendron

Aggravation des douleurs au repos, et amélioration au mouvement, par le « dérouillage »

Tristesse, appréhension, anxiété
amélioré en marchant en plein air

Grande sensibilité à l'air froid

Grande agitation
avec changement constant de position

Langue chargée, douloureuse,
avec triangle rouge à la pointe

aggravation	**amélioration**
Repos	Mouvement changement de position Marchant au grand air
Temps froid, humide pluvieux *(Dulc.)* Printemps, automne	Temps chaud et sec
Couché du côté douloureux	Frictions, applications chaudes
La nuit (après minuit)	

Ruta

Suite de traumatismes et de surmenage, avec faiblesse et endolorissement...

du système locomoteur

muscles, tendons, périoste

des musculatures oculaires

extrinsèque et intrinsèque (asthénopie accomodative)

des muscles viscéraux

estomac, intestin, rectum (constipation avec faux besoins), uterus

des tissus de soutien

avec prolapsus rectal et utérin

Ruta

Sensation de meurtrissure, de courbature

Besoin de changer de position

Douleurs oculaires après efforts visuels prolongés

Douleur intense et prolapsus rectal après efforts de poussée

(défécation difficile ou accouchement)

Hyperménorrhée et tendance à l'avortement

aggravation	amélioration
Pression sur la région douloureuse sauf lombalgies)	Mouvement, changement de position Couché sur le dos (lombalgies)
Froid humide Défécation (douleur rectale)	

Sabadilla

Inflammation muqueuse et spasmodicité

se retrouvent dans

le coryza spasmodique

opposition de la rhinorrhée aqueuse irritante et du larmoiement doux

la pharyngite

- angine rouge évoluant de gauche à droite
- avec sensation de sécheresse brûlante ou d'écharde fichée dans la gorge obligeant à avaler sans cesse

les troubles réflexes de la verminose

- vertiges, céphalées
- spasmes cloniques
- prurit nasal, anal, vulvaire
- toux spasmodique

Sabadilla

Périodicité des symptomes

Illusions cénesthésiques

Ecoulement nasal aqueux, brûlant, irritant, avec éternuements en salves et douleurs au niveau des sinus frontaux et à la racine du nez

Larmoiement abondant, doux, non irritant
mais les paupières sont rouges et gonflées

Prurit du palais (rhume des foins)
nasal, anal, vulvaire (verminose)

aggravation	amélioration
Froid Grand air Odeur des fleurs Nouvelle et pleine lune	Chaleur, buvant chaud

Sabina

Bon remède d'hémorragies pelviennes ...

utérines

- menace d'avortement
- ménorragies, métrorragies

et hémorroïdaires

.. et d'arthralgies goutteuses

Sabina

Règles en avance, abondantes, trop longues, coulant par paroxysmes, de sang rouge brillant avec caillots

Douleurs transfixiantes, du dos ou du sacrum au pubis

Excitation sexuelle (dans les deux sexes)

Céphalées pressives à début brutal et fin progressive

Articulations gonflées, d'un rouge luisant

Arthralgies alternant avec hémorragies

aggravation	**amélioration**
Musique	
Chaleur, air chaud, chambre chaude	Frais, grand air
Laissant pendre le membre atteint (arthralgies)	

Sanguinaria

Ses signes vaso-moteurs...

- Bouffées de chaleur
- Rougeur circonscrite des joues
- Sensation de brûlure des paumes des mains, des plantes des pieds , des muqueuses
- Céphalées battantes avec dilatation et battements des temporales
- Tendance hémorragique *(Phos.)*

... muqueux : congestions et polypes...

... et nerveux : névralgies

en font un utile médicament de :

troubles génitaux féminins

- ovarite droite
- aménorrhée avec bouffées de chaleur et névralgies temporales droites
- polypes saignants
- leucorrhée âcre et fétide
- troubles oculaires liés aux règles
- ménopause

inflammations respiratoires...

- pharyngite
- toux spasmodique
- bronchite, pneumonie, congestion pulmonaire

... et digestives

- douleurs hépato-vésiculaires avec migraines
- diarrhée remplaçant le catarrhe respiratoire.

rhumatismes

- cervicalgie et névralgie d'Arnold D
- douleur deltoïdienne droite (G : *Ferrum*)

Sanguinaria

Variabilité, alternance et périodicité des symptômes

- passage brutal d'un trouble à un autre
- alternance de troubles respiratoires et digestifs
- migraine revenant tous les sept jours

Sensations de brûlure, en n'importe quel endroit

Hypersensibilité aux odeurs

Troubles vaso-moteurs

- bouffées de chaleur
- rougeur circonscrite des joues

Latéralité droite

- céphalée occipito-sus-orbitaire D (G : *Spig.*)
- douleur deltoïdienne D (G : *Ferrum*)
- ovarite D
- congestion pulmonaire ou pneumonie D

aggravation	**amélioration**
Froid	Expulsion de gaz gastriques ou intestinaux (toux)
Humidité	
Selon le cours du soleil (migraine)	Obscurité
Couché à D	Couché à G
	Sommeil

Secale cornutum

Troubles circulatoires...

spasmes artériels et artériolaires
hémorragies

... et spasmes viscéraux...

principalement **digestifs** et **utérins**

... en font un médicament de :

troubles fonctionnels des extrémités

acrodynie, acroparesthésies, maladie de Raynaud

artério-sclérose cérébrale et des membres

artérite

troubles trophiques

gangrène, ulcères variqueux

hémorragies diverses

- de l'ecchymose au purpura
- épistaxis, hémorragies intestinales

syndrome cholériforme

avec diarrhée jaillissante, indolore, souvent vert-olive
mais aussi

constipation avec faux besoins

troubles génitaux féminins

- règles irrégulières, abondantes et trop longues, de sang noir et et de mauvaise odeur
- suintement continu de sang aqueux entre les règles
- hémorragies de la ménopause
- menace d'avortement au troisième mois
- crampes musculaires de la grossesse
- hémorragies et douleurs du post-partum

Secale cornutum

Sensation de brûlure intense
avec nécessité de se découvrir,

Malgré le refroidissement objectif
de toute la surface du corps

Sensations de fourmillements, d'engourdissement

Tendance aux hémorragies passives,
prolongées, de sang noir

Amaigrissement et débilité malgré une faim vorace

aggravation	**amélioration**
Chaleur	Froid
Couvert	Se découvrant

Sepia

Médicament principalement féminin

Faiblesse et dépression....

psychique :

- tristesse, abattement, aboulie, indifférence aux êtres chers; voit tout « en noir »
- pleure et cherche la solitude
- parfois s'emporte, irritée contre tout et tous

physique :

- grande frilosité (mais > par grand air frais)
- vide et défaillance épigastrique
  faiblesse générale < debout
- distension abdominale et flatulence
- ptoses diverses
- faiblesse des jointures
- douleurs lombaires et sacrées
- impuissance et frigidité

...s'associent à une lourde congestion veineuse, principalement portale et pelvienne

- < par l'immobilité, surtout debout
  > par l'effort physique intense
- varices
- nausées et vomissements
  douleur hépatique (couché à D)
  taches hépatiques jaunâtres à la face
- constipation atonique
  sensation de boule rectale; hémorroïdes
  suintement anal
- règles irrégulières, de tous types mais souvent tardives, faibles et courtes.
- cystite, cystalgie

Forme avec *Calc. fluor.* et *Natrum carb.* le trio de la **ptose**

Sepia

la fatigue

« Bearing-down » :

Sensation de pesanteur extrême des organes abdomino-pelviens avec besoin de serrer fortement les jambes pour les retenir *(Actaea rac. Bellad., Helonias, Lil. tigr., Nat. carb., Nat. mur., Plat.)*

Sensation de corps étranger, de « boule »

dans la gorge, le rectum,..

Langue saburrale devenant propre pendant les règles

Désirs et aversions particuliers

— désir de vinaigre, de mets assaisonnés, de sucre
— aversion pour le lait, qui ——▸ diarrhée
(Nat. carb., Iodum)
pour les odeurs de cuisine
— les aliments paraissent trop salés

Ecoulements muco-purulents, vert jaunâtres, souvent irritants (expectoration, leucorrhée, uréthrite)

- ♀ habillée de noir, triste et fatiguée
fatigue, poids, lassitude, découragement
- irritable envers les proches
=> indifférence et lassitude affective

aggravation	**amélioration**
Consolation	Distraction
Matin et soir	
Froid	Chaleur du lit
Humidité (remède des laveuses)	
Air confiné	Grand air
Debout	
Immobile	Exercice physique intense
Avant et pendant les règles	
Nouvelle et pleine lune	

refuse de faire face
peur la compagnie mais la solitude ↑ les angoisses

Silicea

Au carrefour des quatre diathèses,
associe une hypersensibilité nerveuse
à des troubles profonds de la nutrition.

Hypersensibilité nerveuse : la faiblesse irritable

Troubles profonds de la nutrition

syndrome de « déminéralisation »

amaigrissement, débilité
ossification défectueuse

frilosité

inflammations, suppurations
et sclérose du tissu cellulaire et des os.

Silicea

Hypersensibilité nerveuse et sensorielle
affaiblissement physique et psychique

Troubles de l'assimilation
amaigrissement, rachitisme

Tendance aux suppurations chroniques

Gonflements douloureux
et indurations ganglionnaires

Frilosité avec grande sensibilité au froid
malgré sueurs abondantes de toute la tête et des pieds

aggravation	**amélioration**
Froid Se découvrant	Chaud S'enveloppant chaudement
Règles Matin Nouvelle et pleine lune Bruit Lumière Vaccinations	

Spigelia

L'irritabilité nerveuse,

qui est **générale** (physique et psychique)
mais se manifeste principalement aux niveaux **cardiaque, oculaire** et **digestif** , en fait un remède de :

troubles psychiques

peur, inquiétude, mélancolie

névralgies

- faciales
- migraines occipito-sus-orbitaires G
  (D : *Sanguin.;* bilatérales : *Silicea*)
- dentaires, thoraciques, etc...

palpitations et douleurs précordiales

- palpitations violentes, visibles au travers du vêtement, audibles
- avec dyspnée et pouls irrégulier et intermittent
- sensation de constriction cardiaque
- douleurs déchirantes sous-mamelonnaire G, irradiant vers l'omoplate et le bras G, « coupant le souffle »

troubles oculaires

- inflammations de la sclérotique, de l'iris
- glaucome, exophtalmie
- avec névralgies péri-oculaires et oculaires violentes, élançantes, l'empêchant de tourner les yeux

troubles réflexes de la verminose

(*Spig. « anthelmintica »*)

- coliques péri-ombilicales,
- fétidité de l'haleine
- bégaiement
- insomnie avec agitation, palpitations.

Spigelia

Soudaineté et caractère paroxystique des symptômes

Les symptômes suivent le cours du soleil

Débutant le matin, ils sont à leur maximum à midi et décroissent vers le soir (*Natr. mur., Sanguin.*)

Hypersensibilité au toucher, > par pression forte

Phobie des choses piquantes (*Silicea*)

Latéralité gauche très marquée

aggravation	**amélioration**
Couché à G	Couché à D
Toucher	Pression forte
Bruit	
Mouvement, secousses	
Tabac	
Orage, temps humide	

Spongia

Doit sans doute au mélange minéral qui le constitue la polyvalence de son action, marquée surtout au niveau

des muqueuses

où la sécheresse

du nez, de la gorge, du larynx, de la tranchée et des bronches, en fait un remède très efficace d'

enrouement à frigore *(Aconit, Arum triph.)* et d'
inflammations respiratoires aiguës

des glandes

hypertrophie

— des testicules
— des ovaires
— de la thyroïde : goître battant

du système lymphatique

hypertrophie et indurations ganglionnaires

du système cardio-vasculaire

palpitations, afflux sanguins brusques

Spongia

Epuisement au moindre effort avec afflux de sang à la tête et au thorax

Douleur du larynx au toucher et à la déglutition

Toux sèche croupale « comme le bruit d'une scie poussée dans une planche »

Gonflement douloureux du testicule et du cordon

Réveil brusque par sensation de suffocation avec toux, agitation et angoisse

« comme si un tampon obstruait le larynx »
plutôt avant minuit

aggravation	amélioration
Avant minuit	
Couché tête basse	
Chambre chaude	Buvant chaud
Après sucreries	
Pleine lune	

Staphysagria

Hypersensibilité nerveuse...

psychique

irritabilité sur fond dépressif
- coléreux pour un rien, inquiet, sensible à la moindre offense ou vexation, capricieux
- ou mélancolique, hypocondriaque, neurasthénique, sans mémoire, timide, cherchant la solitude

et physique

- hypersensible au moindre contact des régions atteintes
- le moindre effort cause des palpitations

... et action marquée sur le système uro-génital...

au psychique : obsession sexuelle

et au physique

- maladies suites d'excès sexuels
- hypersensibilité des organes génitaux
- spermatorrhée
- prostatite des vieillards *(Sabal)*

... et sur la peau

- eczéma avec croûtes épaisses et suintement irritant
- prurit violent, erratique : calmé en un point, repararaît aussitôt dans un autre
- verrues et condylomes pédiculés
- chalazions et orgelets

Forme avec *Chamomilla* et *Colocynthis* le trio de la **colère** et avec *Nitri acid.* et *Thuya* celui des **condylomes**

Staphysagria

le refoulement

Suite de ou aggravé par :

colère, vexations, frustrations
(surtout rentrées = *Aurum*)

excès sexuels
(Calc. carb., Kali bich., Lycopod., Nux vom., Phos. acid.)

Obsession sexuelle constante et tendance à l'onanisme

Faim canine même quand l'estomac est plein

Désir de vin, de lait, d'alcool, de tabac
Sensation de ptose gastrique < par la viande

Brûlure uréthrale entre les mictions, cessant pendant celles-ci

Caries précoces :

les dents se carient sur les bords, deviennent noires et se cassent

intériorise et ressasse les problèmes dévalorisant et humiliant ; colères explosives. (violence interne extrême)

⚠ en haute dilut 15/30 CH 200 / 10000K → 1 dose unique et observe

aggravation	amélioration
Colère, vexation	Chaleur
Excès sexuels	Repos
Le moindre contact	
Aliments, surtout viande	
Tabac	
Nouvelle lune	

Sticta pulmonaria

Inflammations catarrhales sèches

des muqueuses respiratoires supérieures

rhume, sinusite, rhino-pharyngite, laryngite, trachéite

des séreuses

- articulations : gonalgie, cervicalgie
- bourses séreuses : périarthrite scapulo-humérale
- méninges

Sticta pulmonaria

Obstruction nasale avec faux besoin de se moucher et écoulement postérieur

Sensation de pression, de pincement à la racine du nez

céphalée frontale

Toux sèche, incessante, avec sécheresse de la gorge et chatouillement laryngo-trachéal (D +)

Articulations chaudes, rouges, douloureuses et gonflées, mais sans épanchement

Raideur articulaire et musculaire

aggravation	**amélioration**
Froid	Grand air
Changement brusque de température	
Nuit	Matin
Mouvement	
Arrêt des écoulements	Ecoulement nasal

Stramonium

Délire...

— loquace et furieux
— avec hallucinations

...et spasmodicité...

contractions spasmodiques des muscles squelettiques et viscéraux (dysphagie, toux spasmodique)

...souvent suite de frayeur ou de suppresion d'éruptions

Forme avec *Belladonna* et *Hyosciamus* le trio du **délire.**

Stramonium

Agitation intense

Mouvements anormaux

Absence de douleurs

Terreurs nocturnes

Mydriase

aggravation	**amélioration**
Lumière brillante	Lumière douce
Obscurité	
Contact, pression	
Solitude	Société
Liquides (dysphagie)	

Sulfur

Touchant tous appareils,
c'est le remède central de la psore,
avec :

les mauvais effets des suppressions d'éliminations

le retour périodique des symptômes

les alternances morbides

— physiques : éruptions avec rhumatismes, asthme, hémorroïdes, céphalée, etc...
— psychiques : excitation et dépression

les troubles de la thermorégulation avec irrégularité de la répartition circulatoire

tête chaude,
mains et/ou pieds froids,
mains chaudes - pieds froids -
pieds brûlants qu'il sort du lit...

la mauvaise odeur générale

et des sécrétions et excrétions

la tendance aux parasitoses

gale, mycoses, vers...

la faim anormale

boulimie ou anorexie avec rassasiement rapide,
grande soif,
désirs et aversions particuliers

les troubles cutanés

La peau sèche, malsaine (toute petite plaie suppure), est le siège d'éruptions de n'importe quel type.

Forme avec *Cal. carb.* et *Lycopod* - le trio des **antipsoriques** (chronologie à respecter : *Sulfur - Calcar. carb. - Lycopod - Sulfur)*

et avec *Opium* et *Psorinum* celui du **manque de réaction aux remèdes,** même bien choisi.

NB : Remède de **début** dans les maladies chroniques (il éclaircit le cas) et de **convalescence** des maladies aiguës, il doit toujours être donné avec **prudence,** en assurant le bon fonctionnement des organes éliminateurs.

Sulfur

Tendance aux congestions locales

- sensations de brûlure, locales ou générales
- bouffées de chaleur
- rougeur des orifices, des oreilles, des lèvres, de la langue, des yeux
- céphalées congestives, chaleur du vertex

Les éliminations sont brûlantes et irritantes

urines, selles, règles, leucorrhées, suintements cutanés

Désirs et aversions alimentaires particuliers

- désir de sucre, sucreries (*Argent-nit.,Lycopodium*)
- dégoût de la viande, du lait, des acides
- grande soif

Sensation de vide épigastrique, de défaillance, à 11 h du matin

Constipation douloureuse avec besoins inefficaces, ou diarrhée impérieuse en sortant du lit

aggravation	**amélioration**
Debout couché à G et sur le dos	Éliminations
Lever, 11 h, 17 h	
Se lavant (ce dont il a horreur)	
Chaleur du lit températures extrêmes	Grand air temps sec, frais

Sulfur iodatum

Important remède tuberculinique par :

Les troubles de la nutrition, aboutissant à

l'asthénie...

avec souvent irritabilité et impatience

...et l'amaigrissement

Et les inflammations

ganglionnaires

respiratoires

amygdalites chroniques
trachéite

cutanées

éruptions persistantes, pruriantes

Sulfur iodatum

Asthénie

< vers 11 h du matin

Amaigrissement avec anorexie

ou appétit normal

Adénopathies, souvent indurées

Excrétions tenaces, âcres, irritantes

du nez, de la gorge, des bronches, des lésions cutanées (acné, eczéma...)

Besoin d'air frais

aggravation	**amélioration**
Matin	
Efforts, même minimes	
Chaleur	Air frais

Thuya

Chef de file des anti-sycotiques,
il tient de la sycose :

les suites de gonorrhée, vaccins, serums, etc...

les idées obsédantes sur fond dépressif

l'« hydrogénoïdisme », à la fois

- trouble de la répartition hydrique
- et hypersensibilité à l'humidité ambiante

les écoulements muco-purulents

génito-urinaires et rhino-pharyngés

les sueurs particulières

la tendance aux productions tumorales et kystiques

Son action est particulièrement marquée sur

les muqueuses

- génito-urinaires, rhino-pharyngées, oculaires, digestives
- avec des inflammations, catarrhes, proliférations

la peau :

malsaine, visqueuse, semée de taches et de néo-formations variées

mais on notera les douleurs névralgiques

particulièrement ovariennes G, et faciales

Forme avec *Nitri acid* et *Staphysagria* la triade des **condylomes**

Thuya

Hâtif, impatient, inquiet à idées fixes

Végétations et proliférations pathologiques

Sueurs plus ou moins localisées, visqueuses, douceâtres

Aérocolie, incarcérations, saillies abdominales

Excrétions épaisses, verdâtres, d'odeur anormale
génitales et rhino-pharyngées

aggravation	amélioration
Froid humide	Frottement
Chaleur du lit	Pression
3 h, 15 h, de 3 à 15 h	Etendant les membres
Thé	

Tuberculinum

Du psoro-tuberculinisme dont il est le biothérapique, il tient :

l'instabilité nerveuse : la faiblesse irritable

(Natrum mur., Silicea)

l'alternance des symptômes,

qui passent brutalement d'un organe à l'autre :
poumons, reins, foie, système nerveux...

les rechutes et le manque de réaction aux remèdes

même bien choisis *(Opium, Psor., Sulfur)*

les troubles cutanés : eczéma, infections

les troubles de l'appétit

les troubles de la nutrition :

maigreur malgré faim canine
(Natr. mur., Iodum, Psor.,)

les troubles de la thermo-régulation avec grande sensibilité au froid (s'enrhume pour un rien)

la tendance aux réactions inflammatoires muqueuses...

rhino-pharyngites itératives, bronchites, colites, cystites, uréthrite, métrites...

.... lymphatiques...

adénopathies chroniques *(Sulf. iod., Silicea)*
hypertrophie amygdalienne chronique

... et séreuses

pleurite, pleurésie
inflammations synoviales

N.B. Comme *Sulfur,* doit être donné avec **prudence,** en assurant le bon fonctionnement des organes éliminateurs

Tuberculinum

Instable au physique...

- alternances morbides
- douleurs erratiques *(Pulsatilla)*

... et au moral

- faiblesse irritable
- besoin continuel de changement

Hypersensible au froid (s'enrhume facilement) mais grand besoin d'air

Faim canine

- se lève pour manger *(Psor., Petrol.)*
- désir de lait froid et aversion pour la viande

Sueurs au moindre exercice

tachant le linge en jaune

Diarrhée de bonne heure,

le sortant du lit (*Sulfur*)

aggravation	**amélioration**
Froid	Grand air
Humidité	
Avant pluie ou tempête	
Nuit, après 3 h	
Le moindre exercice	Repos
Repos (douleurs)	Après dérouillage (*Rhus tox.*)

Veratrum album

Syndrome cholériforme et troubles mentaux

Le syndrome cholériforme associe

des signes digestifs : diarrhée, vomissements

des douleurs

- spasmodiques viscérales
- crampoïdes des extrémités, suivies de fourmillements

un collapsus cardio-vasculaire

avec prostration, refroidissement, cyanose

Les troubles mentaux, qui associent ou alternent

les phases d'excitation...

- agitation, désespoir, hurlements
- veut mordre, déchirer (ses vêtements +)
- manie sexuelle, lascivité, obscénité
- pâleur (≠ *Stramonium,* qui est rouge)

et les phases de dépression...

- silence, immobilité
- manie religieuse

sont souvent liés à des épisodes de la vie génitale

aménorrhée, dysménorrhée, grossesse

Forme avec *Camphora* et *Cuprum* le trio des **anti-cholériques** et avec *Hyosciamus* et *Stramonium* celui des **manies érotiques et/ou religieuses.**

Les « 4 grains d'Hellébore » sont indiqués dans les états **maniaco-dépressifs,** ou plus modestement **cyclothymiques**

Veratrum album

Refroidissement général et local

- froid de glace des extrémités
- sensation de froid au vertex *(Calc. carb., Sep.)*
  de froid interne

Sueurs froides au front

Prostration intense

Abondance des excrétions;

qui ne soulagent pas
salive, vomissements, selles, urines, sueurs

Spasmes et crampes

digestives, utérines, musculaires

aggravation	**amélioration**
Suite de frayeur	
Le moindre mouvement	
Temps humide et froid	Temps chaud
Froid	Chaud
Buvant	
La nuit	
Avant et pendant les règles	

Veratrum viride

Médicament d'états **congestifs** et/ou **spasmodiques**

Congestion ...

cérébrale

— délire furieux, veut se battre (*Hyosc.*)
— vertiges

céphalique générale : tête rouge, chaude avec mydriase

... et spasmes nerveux ...

convulsions

... et viscéraux ...

œsophagiens

gastriques : vomissements très pénibles

intestinaux

utérins

... s'associent de façon variable dans

l'insolation
l'H.T.A. et la menace d'accident vasculaire cérébral
les états fébriles
la dysménorrhée spasmodique de la femme pléthorique

Veratrum viride

États congestifs brutaux

Pouls lent, irrégulier, plein ou mou
et pulsations ⟶ tout le corps

Face rouge, mais pâlissant dès qu'il se relève ou s'assied dans le lit

Mydriase

Raie rouge au milieu de la langue blanche ou jaunâtre

aggravation	**amélioration**
Mouvement	Pression
Matin au réveil	Friction

Vipera

Remède d'inflammations aiguës et d'hémorragies

Inflammations et infections aiguës

des veines principalement

phlébites, périphlébites
hémorroïdes

mais aussi de la peau et du tissu cellulaire

oedèmes inflammatoires
lymphangite
pemphygus

Syndrome hémorragique

ecchymoses spontanées, purpura
purpura hémorragiques des maladies infectieuses
hépatite hémorragique

Vipera

Paralysie ascendante

Hémorragies de sang noir

Douleurs à type d'éclatement, de brisure

Dilatations et inflammations veineuses avec oedème

Peau marquée de taches livides

aggravation	amélioration
Laissant pendre les membres	Levant les jambes en l'air

Zincum metal

L'épuisement nerveux avec agitation...

physique

- faiblesse allant jusqu'à la prostation
- et mouvements involontaires
  impatiences dans les jambes
  spasmes, convulsions, tremblements,
  agitation nocturne
  toux et dyspnée spasmodiques
  rétention spasmodique d'urines : « ne peut uriner qu'assis »

et psychique

- intellectuellement faible, aboulique,
  sans mémoire, hypocondriaque, mélancolique
- mais irritable, hypersensible aux bruits, aux stimulants (alcool+)

s'associe ou succède souvent à une insuffisance des éliminations

- éruptions sortant mal
- écoulements insuffisants
- maladies suites de suppression
  - d'éruptions
  - de transpiration (des pieds +)

Zincum metal

Troubles moteurs : impatiences des jambes

et spasmes, myoclonies, tremblements

... et sensitifs

- sensations de fourmillements
- hyper et/ou hypoesthésie cutanée
- douleurs fulgurantes, térébrantes

Intolérance pour le vin

Faiblesse et défaillance vers 11 h du matin

Douleurs rachidiennes profondes, brûlantes

- douleurs de la chanière lombo-sacrée, < assis
- ne peut supporter qu'on lui touche le dos

aggravation	**amélioration**
Vin, stimulants	Eliminations
Toucher, pression	Règles (troubles nerveux et génitaux)
	Eruptions
Bruit	Diarrhée
	Expectoration
Tout exercice mental ou physique	Repos

30 médicaments d'action plus focalisée

Allium cepa

Coryza avec éternuements +++

... et névralgies post-traumatiques
(douleurs des moignons)

Écoulements abondants et aqueux

Écoulement nasal irritant, excoriant

Écoulement oculaire doux, non irritant

Douleurs "filiformes"

< chambre chaude
> plein air

Ambrosia

Rhume des foins

Éternuements en salves

Écoulement nasal aqueux non irritant

Larmoiement irritant

Prurit des paupières

Toux spasmodique sèche

Calcarea sulfurica

Suppurations subaiguës et chroniques,
en n'importe quel point du corps

Pus épais, jaunâtre, mal lié, formant des croûtes jaunâtres

> au grand air, se découvrant
(≠ *Hepar s.*)

Chionanthus

Troubles hépato-biliaires

- congestion hépatique avec ictère cutanéo-muqueux, urines acajou, décoloration des selles
- migraines avec vomissements bilieux

Tristesse, aboulie, hypocondrie

Hépatomégalie douloureuse

Langue à bords nets et à enduit central jaune verdâtre

< **froid**
mouvement
secousses
> **couché sur le ventre**

Dioscorea

Douleurs spasmodiques paroxystiques

— thoraciques, avec douleurs irradiant aux deux bras

— intestinales avec aérogastrie, aérocolie, borborygmes et abondance de gaz

— utérines : dysménorrhée

— urinaires : coliques néphrétiques

— des membres : névralgies, rachialgies

Douleurs intenses, aiguës, insupportables, avec recrudescences paroxystiques, irradiant au loin dans les membres

Sensation de torsion

Excitation sexuelle
suivie de dépression

< **penché en avant**
relâchement de la région douloureuse
couché

> **se redressant, penché en arrière**
extension de la région douloureuse
mouvement
pression
éructations (douleurs gastriques)

Dolichos pruriens

Prurit des hépatiques et des constipés

Prurit sans lésions visibles

Hépatomégalie douloureuse

< **nuit**
chaleur
constipation

> **quand le grattage a fait saigner**

Drosera

Toux spasmodique, quinteuse, coqueluchoïde ...

N.B. Mais ce n'est pas le remède-standard de la coqueluche, et il ne soigne pas que la coqueluche !

... et adénopathies subaiguës et chroniques

Sensation de chatouillement laryngé, enrouement

Se tient le ventre en toussant

Les quintes sont suivies de vomissements

< chaleur du lit
dès qu'il se couche (*Hyosc.*)
après minuit (*Cuprum*)

Drymis

Traitement d'urgence des
Métrorragies et
Ménorragies

Ethyl sulfur dichloratum

Remarquable médicament de l'**oedème pulmonaire** et de toutes les **inflammations aiguës, à tendance ulcéro-nécrotiques, des muqueuses et de la peau**

Dyspnée intense avec cyanose, expectoration sanguinolente, râles sous-crépitants

Vésicules, bulles, et cupules nécrotiques sanguinolentes

Euphrasia

Catarrhe oculo-nasal

Blépharo-conjonctivite, coryza, laryngo-trachéite, coqueluche

Oedème des paupières avec larmoiement abondant, irritant, excoriant

Écoulement nasal abondant, aqueux, non irritant

Toux uniquement diurne avec irritation laryngée

Règles courtes ou absentes avec catarrhe oculo-nasal

< **Chaleur,** plein air

> dès qu'il se couche (≠ *Hyosc.*)

Fraxinus americanus

Congestion, hypertrophie et prolapsus utérins

en font un bon médicament de **fibrome**

Sensation d'intense pesanteur pelvienne

Sensation de congestion pelvienne

Règles très abondantes

Leucorrhée aqueuse, profuse, non irritante

Hypericum

Névralgies suites de traumatismes nerveux
(plaies des nerfs, amputations, blessures de régions très innervées, traumas crâniens ou rachidiens, compressions radiculaires).

Asthme < par l'humidité

Douleurs très aiguës, intolérables, suivant le trajet des nerfs

---

Iris versicolor

Troubles digestifs
(stomatite, gastrite, colite, rectite)

et **migraines ophtalmiques**

Brûlures et acidité en n'importe quel point, parfois plusieurs, voire tous à la fois, du tube digestif

Vomissements muqueux, abondants et filants

Lachnantes

Cervicalgies

Contracture douloureuse des muscles du cou; torticolis

Céphalée occipito-sus-orbitaire (D +)
(< par mouvement et bruit)

Sensations de refroidissement; frilosité, frissons

Moschus

Hyperexcitabilité nerveuse et sexuelle

Tendance lipothymique

Variations brusques de l'humeur; exagérations : hilarité irrépressible et colère folle, crises de nerfs.

Sensation de constriction de la gorge, de la poitrine

Palpitations avec suffocation et anxiété

< **froid,** mouvement, pression, **coït**

> **grand air, frictions**

Paratyphoïdinum B

Tous troubles digestifs séquellaires d'une toxi-infection alimentaire...

— diarrhée chronique
— troubles hépato-vésiculaires

...et tous troubles infectieux extra-digestifs (otite, par exemple) **s'accompagnant de diarrhée**

Pareira brava

Inflammation urinaire basse

avec

rétention douloureuse

Pollakyurie avec ténesme ++

Doit faire de violents efforts pour uriner peu à la fois et se pencher en avant ou se mettre à genoux pour uriner

---

Pertussinum

Excellent remède des

toux coqueluchoïdes,

particulièrement celles qui suivent parfois la vaccination anti-coquelucheuse

---

Quebracho

Encombrement

broncho-alvéolaire

Dyspnée < moindre mouvement

Raphanus

Spasmes, puis parésies intestinales

le font souvent indiquer dans les

suites d'intervention sur l'abdomen

Flatulences intestinales douloureuses avec spasmes et saillies intestinales

Parésie intestinale avec constipation

(post-opératoire +)

< toucher

> **émission de gaz**

Rhododendron

Douleurs rhumatismales, goutteuses ou non, articulaires et musculaires, et **névralgies** (faciales, ciliaires, cervicales, dentaires, sciatiques...)...

... et **orchi-épididymite** (D + ou alternante) avec gonflement et induration testiculaires et douleurs irradiant le long du cordon)

Polyurie au cours de la poussée douloureuse, cessant après

Doit croiser les jambes pour s'endormir

< **avant et pendant l'orage, +++**
humidité, printemps et automne
repos, immobilité

> **pendant et après l'orage +++**
dès les premiers mouvements
(≠ *Rhus tox.*)
mangeant

Robinia

Acidités digestives

— gastrique :
  - gastrite hyperchloryhydrique
  - reflux gastro-oesophagien avec pyrosis, éructations, régurgitations et vomissements acides

— intestinale : diarrhée acide

Gastralgies brûlantes avec pyrosis brûlant et acide

Vomissements aqueux, acides, irritant les dents

Douleurs gastriques irradiant entre les épaules

Diarrhée acide, jaune verdâtre, brûlante

L'enfant dégage une odeur aigrelette

< nuit
graisses

Rumex

Irritation laryngo-trachéale, cutanée et intestinale

Toux sèche avec prurit laryngo-trachéal, continue, fatigante

Sensibilité du larynx au toucher

Sensation de plaie à vif du larynx et de la trachée

Prurit au déshabillage

Diarrhée matinale indolore le sortant du lit

< froid, **inhalation d'air froid,**
buvant froid
après avoir mangé de la viande

> chaleur, **se couvrant la bouche**

Sabal serrulata

Prostatisme

Difficultés de lactation

Pollakyurie nocturne et insuffisance sexuelle

Douleurs mammaires après la tétée

Sambucus nigra

Inflammations et spasmes respiratoires

— coryza sec
— laryngite stridulente
— asthme

Coryza sec avec obstruction nasale
aigu ou chronique

Le nourrisson s'étouffe en têtant

Dyspnée laryngée inspiratoire et expiratoire, avec cyanose

Peau sèche pendant le sommeil, et sueurs abondantes à l'état de veille

< **air froid sec**
nuit (vers minuit)

> **compresses chaudes sur le larynx**

Senna

Fidèle remède pédiâtrique,
actif dans les
poussées acétonémiques
(avec ou sans vomissements),
et les **coliques flatulentes**

Solidago

Bon remède psoro-tuberculinique de "drainage" hépato-vésiculaire et rénal

Goût amer dans la bouche

Alternances de diarrhée et de constipation; flatulences et selles pâles

Douleur aux angles costo-lombaires, spontanée et à la pression

Urines peu abondantes et foncées

< **gros repas**

> diète; diurèse abondante

Tuberculinum residuum (T.R.)

Raideur, sclérose et **rétraction** (= *Caust.*) se retrouvent au niveau des **articulations** (arthrites, arthroses, déformations), des **aponévroses** (maladie de Dupuytren) et du **système respiratoire** (asthme, emphysème, sclérose pulmonaire).

Acné tubéreuse des épaules et du dos

Périodicité des poussées

< **repos**
> **mouvement, dérouillage** (*Rhus tox.*)

Urtica urens

Urticaire bien sur...

... mais aussi **douleurs rhumatismales,** principalement chez l'hyperuricémique, goutteux ou non...

... et **insuffisance lactée,** avec gonflement douloureux du sein

Œdème rouge ou rosé, avec prurit piquant et brûlant

Alternance ou association rhumatismes-urticaire

Retour annuel des crises

Prurit vulvaire insupportable

< **toucher**
applications froides (≠ *Apis*)
temps humide, neigeux

Viburnum

Dysménorhée

Règles en retard, courtes, insuffisantes, claires

Douleurs crampoïdes de l'utérus

Douleurs de la région sacrée, irradiant vers les cuisses

répertoire

avertissement pour le bon usage du répertoire

Ce n'est pas sans hésitations que je me suis résolu à présenter ce "Répertoire de base" en analyse et complément de la "Matière médicale simple".

La tentation est en effet grande pour un esprit non prévenu, de considérer ce genre d'ouvrage comme une machine automatique à sélectionner les médicaments, et de se contenter d'aligner "tous" les symptômes du malade - ou au contraire quelques-uns plus ou moins bien choisis - en regardant quels sont les médicaments qui "sortent" le plus souvent.

Non, mille fois non ! Une telle utilisation du Répertoire serait la négation même de la démarche homéopathique, qui s'attache à prendre malade et médicaments dans leur ensemble, leur cohérence, et non point comme des "sacs de symptômes" non structurés.
Sans compter que la valeur d'un Répertoire n'est jamais absolue : même les immenses productions de KENT ou de BOENNINGHAUSEN ont leurs lacunes et leurs erreurs.

Un outil pour soigner

Et pourtant, notre mémoire a bien besoin d'être secondée, et nous souhaitons souvent en pratique revoir d'un coup d'œil le ou les médicaments pouvant être appelés par la découverte d'un symptôme important. C'est pourquoi, depuis le début de l'Homéopathie, un grand nombre de praticiens et de chercheurs se sont ingéniés à classer les symptômes de la Matière Médicale.

Tout le problème est alors de se servir du Répertoire convenablement, et pour cela il n'est qu'une seule règle d'or : à la fin des fins, quand vous croyez tenir le ou les médicaments possibles, faites retour à la Matière Médicale. Car c'est *la globalité du tableau pathogénétique qu'elle vous offre que vous devez mettre en face de la globalité du tableau pathologique présenté par le malade.* Vous voyez bien qu'il s'agit en quelque sorte de faire se rencontrer deux "personnalités", et pas du tout d'exiger que la totalité des signes de l'un recouvre la totalité des signes de l'autre ! Quoi que beaucoup en croient et disent, l'Homéopathie est une médecine de synthèse, et pas du tout une médecine symptomatique !

Ainsi, loin d'être l'arme absolue pour la détermination du médicament, le Répertoire est-il seulement — mais en cela il est irremplaçable — *une invitation à penser à ...*

Un outil pour apprendre

D'autre part, le Répertoire représente un moyen commode pour apprendre ou réviser la Matière Médicale en réalisant des *comparaisons*. Celles-ci permettent en effet non seulement de bien distinguer des médicaments porteurs d'un ou plusieurs symptômes communs, mais encore de faire surgir des parentés flagrantes (par exemple les parentés diathésiques).

Amusez-vous à ce travail : c'est l'une des plus fructueuses et des plus fascinantes manières de s'imprégner de la Matière Médicale. D'autant que rien, bien au contraire, ne vous empêche d'affiner cet outil de base que je vous propose ici, au fur et à mesure de vos lectures et de votre expérience, tant il est vrai, comme le dit CHARETTE, que "le meilleur Répertoire est celui que l'on fait soi-même".

Un outil pour comprendre

Quant à ceux d'entre vous qui ne se destinent pas à l'exercice exclusif et spécialisé de l'Homéopathie mais qui, à quelque titre ou niveau que ce soit, participent au maintien ou au rétablissement de la Santé, ils pourront sans doute trouver dans ce dialogue entre Matière Médicale et Répertoire l'illustration de la démarche pratique du Médecin homéopathe, et seront ainsi mieux à même d'assurer leur fonction de conseil. De leur côté, les patients en tireront une meilleure compréhension de l'ordonnance médicale leur permettant une adhésion raisonnée à la thérapeutique, et aussi une certaine autonomie.

N.B.

1. Ne vous étonnez pas si un symptôme du Répertoire vous renvoie à un médicament dans la description duquel il ne figure pas au niveau de la Matière Médicale simple. Celle-ci, en effet, a pour but de vous faire comprendre les grands aspects fondamentaux des médicaments, et pas du tout d'aligner à la file des kyrielles de symptômes sans fil directeur. Mais ces signes existent, et peuvent servir d'appel.

2. Quelle que soit la localisation des troubles, ne vous contentez jamais de la rubrique spécialisée, mais consultez toujours les chapitres généraux : "modalités", "douleurs", et bien sur "généralités". En effet, pour éviter le touffu et les répétitions inutiles, qui obscurciraient les rubriques locales en alourdissant l'ouvrage, des troubles qui peuvent affecter l'un ou l'autre organe ou tissu, ou plusieurs ensemble, se trouvent dans ces chapitres généraux et ne sont pas répétés dans tous les autres.

Abdomen (*)

coliques	(cf aussi "douleurs") *Cantharis, Capsicum, Chamomilla, China, Colchicum, Croton tigl., Colocynthis, Cuprum met., Ipeca, Iris vers., Magnesia, carb., Mercurius corr., Mercurius sol., Plumbum, Senna, Staphysagria, Tuberculinum, Veratrum alb., Veratrum vir.* • gastro-entérite infectieuse : *Arsenicum alb., Colchicum, Eupatorium perf., Ferrum phos., Ipeca, Lycopodium, Paratyphoïdium B, Pyrogenium, Veratrum alb.*
côlon (localisations)	• droit : *Natrum sulf.* • angle droit : *Chelidonium* • sygmoïde : *Lycopodium*
congestion et pléthore abdominales	*Aloe, Aurum met., Sepia* (pelvienne)
douleurs	• spasmes coliques (cf aussi "coliques") : *Belladonna, Chamomilla, Cina, Colocynthis, Crocus, Cuprum met., Magnesia phos., Plumbum met., Raphanus, Sulfur iod.* - ténesme accompagnant constipation ou diarrhée : *Conium mac.* • allant de gauche à droite : *Ipeca* • le pliant en deux : *China, Colocynthis, Magnesia phos.* • péri-ombilicales : *Cina, Ipeca, Spigelia*
flatulences	• atonique : *Ammonium mur., Graphites, Natrum carb., Sepia* • basse avec pesanteur pelvienne : *Lycopodium* • douloureuse : *Magnesia carb.* (avec diarrhée aigre), *Raphanus* • droite : *Natrum sulf.* • gargouillements : *Aloe* (abdomen ballonné, chaud, pesant), *Thuya* (incarcérations, aérocolie) • générale : *Antimonium crud., China* (non >par gaz), *Cocculus, Colchicum, Graphites, Solidago* • haute : *Carbo veg.* • lever (après le -) : *Natrum sulf.* • paralytique : *Causticum, Opium* • post-prandiale - précoce : *Kali carb.* - tardive : *Nux vom.* • "tout ce qu'il mange se transforme en gaz" : *Kali carb. Nux mosch.*
pancréatite	*Phosphorus*

(*) Pour plus de développements, cf "Le traitement homéopathique des troubles fonctionnels digestifs", du même auteur, aux éditions IPREDIS.

péritoine	cf "Généralités; séreuses"
rétraction	*Plumbum met.*
sensations	• d'avoir quelque chose de vivant dans le ventre : *Crocus sat., Thuya* • de pesanteur abdomino-pelvienne ("Bearing-down") *Actaea rac., Belladonna, Helonias, Lilium tigr., Natrum carb., Natrum mur., Platina, Sepia* • pulsations au creux épigastrique : *Asa foet.* • ventre pressé contre le rachis : *Plumbum met.* • ventre rempli de pierres : *Cocculus* • vide abdominal (cf aussi "Estomac; vide épigastrique") : *Phosphorus, Podophyllum*
splénomégalie douloureuse	*Carduus mar., China*

Aggravations

(cf aussi "Maladies suite de ..." et "Système nerveux ; hypersensibilité")

DIVERSES

bain	*Podophyllum (enfant)*
compagnie	*Ambra gr., Natrum mur., Sepia*
couteau (vue d'un –)	*Alumina*
effort, exercice, travail	*Ammonium carb., Arsenicum alb.* • moindre –, même minime : *Sulfur iod., Tuberculinum,* • tout travail physique ou mental : *Anacardium, Calcarea carb., Colchicum, Kali phos., Natrum mur., Phosphorus, Zincum met.*
excitation nerveuse	*Ambra gr., Kali phos.*
lavant (se –)	*Sulfur*
périodiquement	cf "Généralités ; périodicité"
pression	*Apis, Cuprum met., Mezereum, Moschus, Phytolacca, Ruta, Stramonium, Zincum met.*
quand on le regarde ou qu'on lui parle	*Ambra gr., Antimonium crud., Natrum mur.*
sang (vue du –)	*Alumina*
sédentarité	*Aloe, Nux vom.*
stimulants	*Naja, Nux vom., Opium, Zincum met.*
tabac	*Gelsemium, Ignatia, Nux vom., Phosphorus, Spigelia, Staphysagria, Thuya*
toucher	*Antimonium crud., Asa fœt., Chelidonium, Cina, Colchicum, Croton tigl., Cuprum met., Ferrum phos., Hyosciamus, Luesinum, Magnesia carb., Manganum, Medorrhinum, Mezereum, Platina, Plumbum met., Raphanus, Silicea, Stramonium, Urtica ur., Zincum met.* • moindre contact : *Apis, Arnica, Belladonna, Bryonia, Cantharis, Capsicum, China, Colchicum, Croton tigl., Hepar s., Ignatia, Kali phos., Lachesis, Nux vom., Plumbum met., Ranunculus, Spigelia, Staphysagria*
vaccinations	*Silicea, Thuya*

ALIMENTAIRES (cf aussi "Désirs et aversions")

acides	*Antimonium crud., Antimonium tart.* (fruits acides, qu'il recherche et qui l' <)
aqueux (aliments)	*Podophyllum*
après avoir mangé ou bu	*Aloe, Carduus mar., Ferrum met., Lycopodium, Staphysagria* • même très peu : *Croton tigl., Kali carb., Nux mosch.*
1/2 heure à 1 h après le repas	*Coffea, Nux vom.*
bière	*Aloe, Kali bich., Mezereum, Thuya*
buvant	*Stramonium* (dysphagie), *Veratrum alb.* • chaud : *Lachesis, Phytolacca* (douleurs d'oreille) • froid : *Calcarea carb., Hepar s., Rumex*
chou, choucroute	*Petroleum*
excès	*Antimonium crud., Nux vom., Solidago*
excitants	*Coffea, Nux vom., Opium, Zincum met.*
fruits de mer	*Lycopodium*
graisses	*Antimonium crud., Carbo veg., Cyclamen, Graphites, Kali mur., Lycopodium, Nux vom., Pulsatilla, Robinia, Thuya*
jeûn (à –)	*Anacardium, Iodum*
lait	*Antimonium crud., Antimonium tart., Calcarea carb., Conium mac., Iodum, Lachesis, Lycopodium, Magnesia carb., Magnesia mur., Mercurius sol., Natrum sulf.,* —› diarrhée :*Natrum carb., Sepia*
laitages	*Carbo veg.*
mangeant	*Capsicum*
odeur et vue des aliments	*Arsenicum alb., Colchicum, Sepia*
œufs	*Ferrum met.*
oignons	*Lycopodium, Thuya*
pommes de terre	*Alumina*
sel	*Magnesia mur.*
sucre, sucreries	*Argentum nitr.* (qu'il désire pourtant), *Spongia*

Aggravations

thé	*Coffea, Kali bichr., Thuya*
viande	*Rumex* (prurit), *Staphysagria*
vin	*Zincum met.*

CONDITIONS EXTÉRIEURES (sauf température, humidité, climat)

air confiné	*Asa fœt., Pulsatilla, Sepia*
bruit	*Cocculus, Coffea, Ferrum phos., Lachnantes, Magnesia carb., Natrum carb., Silicea, Spigelia, Zincum met.*
lumière	*Silicea, Stramonium* (brillante)
moindre agent extérieur	*Belladonna, Coffea, Colchicum*
musique	• le fait pleurer : *Ambra gr., Graphites, Natrum carb., Natrum mur., Natrum sulf., Sabina, Thuya* • insupporte la – : *Ambra gr., Nux vom.*
obscurité	• *Stramonium*
odeurs	• café, tabac, parfums : *Ignatia* • cuisine : *Arsenicum alb., Colchicum, Sepia* • fleurs : *Sabadilla*
secousses	*Belladonna, Berberis, Chionanthus, Glonoïn, Spigelia*

HORAIRE

heures

0 : *China*
1 - 3 : *Arsenicum alb.*
3 : *Ammonium carb., Kali bich., Nux vom., Thuya*
2 - 4 : *Kali carb.*
4 - 6 : *Aloe, Ferrum phos., Sulfur*
7 - 9 : *Eupatorium perf.*
9 - 10 : *Gelsemium*
10 : *Natrum mur.*
10 - 11 : *Natrum carb.*
11 : *Cactus, Ignatia, Sulfur, Sulfur iod., Zincum met.*
15 : *Thuya*
16 - 18 : *Apis*
16 - 20 : *Lycopodium*
17 : *Sulfur*
21 - 24 : *Chamomilla*
23 : *Cactus*

- 3 et 15 : *Thuya*
- 4 et 16 : *Lycopodium*
- à heure régulière : *China*

périodes	• matin de bonne heure : *Aloe* • matin : *Ailanthus, Alumina, Ambra gr., Ammonium carb., Anacardium, Bryonia, Medorrhinum, Natrum sulf., Nux vom., Podophyllum, Pulsatilla, Silicea, Sulfur iod.* • matin et soir : *Sepia* • jour : *Medorrhinum* • crépuscule : *Phosphorus* • soir : *Carbo veg., Phosphorus, Platina* • soir et nuit : *Arnica, Platina* • nuit : - en général : *Asa fœt., Aurum met., Caulophyllum, China, Cina, Conium mac.,Cuprum met., Dolichos, Dulcamara, Hydrastis, Hyosciamus, Kali iod., Lachesis, Luesinum, Magnesia mur., Manganum, Mercurius corr., Mercurius sol.,Mezereum, Phytolacca, Platina, Plumbum met., Pulsatilla, Robinia, Rhus tox., Sticta, Veratrum alb.* - avant minuit : *Aconit, Spongia* - après minuit : *Arsenicum alb., Drosera, Ferrum met., Rhus tox.* - après 3 heures : *Tuberculinum*
un jour sur deux	*China*
lever	*Sulfur*
réveil	*Aesculus, Alumina, Lycopodium, Nux vom., Sulfur iod., Veratrum vir.*
semaines	toutes les trois – : *Magnesia carb.*
soleil	• selon la marche du – : *Natrum mur., Sanguinaria, Spigelia* • du coucher au lever du – : *Colchicum, Luesinum*

LUNE

nouvelle	*Alumina, Cuprum met., Sabadilla, Sepia, Silicea, Staphysagria*
pleine	*Alumina, Calcarea carb., Cina, Natrum carb., Phosphorus, Psorinum, Sabadilla, Sepia, Silicea, Spongia*

CONDITIONS PHYSIOLOGIQUES

constipation	*Dolichos*
dentition	*Belladonna, Calcarea carb., Chamomilla, Magnesia carb., Podophyllum*
écoulements (arrêt des –)	*Lachesis, Sticta*
estomac vide	*Anacardium, Iodum*
génitalité féminine (grandes étapes de la –)	*Actaea rac., Graphites, Pulsatilla, Veratrum alb.* • grossesse : *Nux mosch.*
perte de liquides organiques	*China*

règles	*Actaea rac., Platina, Silicea* • arrêt des – : *Actaea rac., Caulophyllum, Cyclamen, Glonoïn, Lachesis* • avant : *Cuprum met., Cyclamen, Lachesis, Magnesia phos.,* • avant et pendant : *Caulophyllum, Sepia, Veratrum alb.* • pendant : *Argentum nitr., Aurum met., Cocculus, Graphites Hyosciamus, Magnesia mur., Naja, Sulfur iod.* • en fonction de leur abondance : *Actea rac.* • après : *Graphites*
sexualité	• continence prolongée : *Conium mac.* • excès : *Agaricus, Conium mac., Staphysagria* • coït : *Moschus* - après : *Agaricus, Kali bich., Kali carb., Kali phos.*
sommeil	*Aesculus, Lachesis, Opium* • après : *Naja* • manque de – : *Cocculus, Colchicum, Nux vom.*
sueurs	*Chelidonium, Ferrum met.*

POSITIONS ET MOUVEMENT

s'asseyant sur le lit	*Ailanthus*
couché	*Aconit, Antimonium tart., Arnica, Arsenicum alb., Arum tr., Dioscorea, Hyosciamus, Kali bich., Kali carb., Lilium tigr., Natrum sulf., Nux mosch., Phosphorus, Pulsatilla, Rhus tox., Sanguinaria, Spigelia, Sulfur* • à gauche : *Cactus, Carduus mar., Kali bich., Naja, Natrum sulf., Phosphorus, Spigelia, Sulfur* • à droite : *Lilium tigr., Lycopodium, Magnesia mur., Sanguinaria* • sur le dos : *Sulfur* • du côté douloureux : *Aconit, Arsenicum alb., Kali bich., Kali carb., Nux mosch., Phosphorus, Pulsatilla, Rhus tox.* • dès qu'il se couche : *Drosera, Hyosciamus*
debout	*Aloe, Berberis, Lilium tigr., Natrum mur., Pulsatilla, Sepia, Sulfur*
extension de la région atteinte	*Colocynthis*
immobile	*Aurum met., Cyclamen, Ferrum met., Magnesia mur., Natrum sulf., Pulsatilla, Rhododendron, Rhus tox., Sepia*
membres pendants	*Pulsatilla, Sabina, Sepia, Vipera*
mouvement	*Berberis, Bryonia, Cactus, Carduus mar., Chelidonium, Chionanthus, Cocculus, Colchicum, Ferrum phos., Glonoïn, Hydrastis, Ipeca, Kali bichr., Kali mur., Lachnantes, Mezereum, Moschus, Phytolacca, Plumbum met., Pyrogenium, Ranunculus, Spigelia, Sticta, Sulfur iod., Tuberculinum, Veratrum alb., Veratrum vir.*

Suite mouvement ►

► *mouvement (suite)*	• le moindre : *Actaea rac., Bryonia, Spigelia, Veratrum alb.* • levant (se –) : *Cocculus* • violent : *Ferrum met.* • de descente : *Gelsemium* • passif (transports) : *Cocculus, Naja*
penché en avant	*Dioscorea*
repos	*Aesculus, Calcarea fl., Colocynthis, Dulcamara, Iodum, Magnesia mur., Natrum sulf., Platina, Pulsatilla, Rhododendron, Rhus tox., Sepia, T.R., Tuberculinum* • relâchement de la région atteinte : *Dioscorea*
tête basse	*Arsenicum alb., Conium mac., Spongia*

ÉTAT PSYCHOLOGIQUE

chagrin	*Ignatia, Natrum mur., Sepia, Staphysagria*
colère	*Bryonia, Chamomilla, Colocynthis, Lycopodium, Nux vom., Staphysagria*
consolation	*Calcarea phos., Ignatia, Lilium tigr., Natrum mur., Sepia, Silicea*
contradiction	cf "Psychisme"
émotions	*Coffea, Gelsemium, Hyosciamus, Ignatia, Nux mosch.*
inconnu	*Pulsatilla*
indignation	*Colocynthis*
pensant à ses maux	*Baryta carb., Calcarea phos., Gelsemium, Helonias, Ignatia, Medorrhinum*
peur	*Gelsemium, Hyosciamus*
solitude	*Stramonium*
travail mental	*Agaricus, Anacardium, Argentum nitr., Kali phos., Natrum carb., Natrum mur., Nux vom.*
vexations	*Colocynthis, Ignatia, Mezereum, Staphysagria*

SAISONS

printemps	*Lachesis, Natrum sulf., Rhododendron, Rhus tox.*

Aggravations

été	*Cina, Croton tigl., Mezereum, Natrum carb, Podophyllum.*
automne	*Colchicum, Dulcamara, Mercurius sol., Rhododendron, Rhus tox.*
hiver	*Alumina, Arsenicum alb., Aurum met., Carbo veg., Ferrum met., Hepar s., Kali bichr., Petroleum, Psorinum*

TEMPÉRATURE, HUMIDITÉ, CLIMAT

chaleur

- en général : *Aesculus, Apis, Argentum nitr., Arum tr., Bryonia, Chamomilla, Euphrasia, Glonoïn, Hydrastis, Kali iod., Iodum, Lachesis, Ledum, Lilium tigr., Lycopodium, Medorrhinum, Natrum carb., Natrum mur.,Opium, Platina, Pulsatilla, Sabina, Secale corn., Sulfur iod.*
  - bien que frileux : *Lycopodium, Natrum carb., Natrum mur.*
- chaleur humide : *Carbo veg.*
  - bains chauds : *Aesculus, Lachesis*
- chaleur du lit : *Dolichos, Drosera, Graphites, Kali mur.* (arthralgies), *Mercurius sol., Mezereum, Sulfur, Thuya*
- chaleur radiante : *Antimonium crud., Gelsemium, Glonoïn, Lachesis, Natrum carb., Natrum mur.*
- chambre chaude : *Aconit, Allium cepa, Ammonium carb., Antimonium tart., Apis, Arum tr., Mercurius sol., Pulsatilla, Sabina, Spongia*
- couvert : *Secale corn.*

froid

- en général : *Agaricus, Alumina, Arsenicum alb., Aurum met., Baryta carb., Bryonia, Calcarea carb., Calcarea fl., Capsicum, Carduus mar., Caulophyllum, Chionanthus, Colchicum, Colocynthis, Conium mac., Cyclamen, Dulcamara, Eupatorium perf., Ferrum met., Graphites, Hepar s., Hyosciamus, Ignatia, Kali bich., Kali carb., Kali iod., Kali mur., Kali phos., Kreosotum, Natrum carb., Magnesia. carb., Magnesia phos., Moschus, Nux mosch., Nux vom., Petroleum, Phosphorus, Phytolacca, Psorinum, Pulsatilla, Rumex, Sabadilla, Sanguinaria, Sepia, Silicea, Sticta, Tuberculinum, Veratrum alb.*
- applications froides : *Urtica ur.*
- froid humide : *Actaea rac., Antimonium crud., Antimonium tart., Baryta carb., Calcarea carb., Calcarea fl., Calcarea phos., Colchicum, Dulcamara, Kali mur., Manganum, Mercurius sol., Natrum sulf., Nux mosch., Phytolacca, Pulsatilla, Rhus tox., Ruta, Sepia, Thuya, Tuberculinum, Veratrum alb.*
  - bains froids : *Antimonium crud., Rhus tox., Sulfur*
- froid sec, air et vents froids : *Aconit, Bryonia, Causticum, Cuprum met., Hepar s., Kali mur., Lachesis, Magnesia carb., Nux vom., Spongia*
  - inhalant de l'air froid : *Rumex, Spongia*
- courants d'air : *Capsicum, Hepar s., Kali carb., Nux vom., Silicea.*
- grand air : *Sabadilla.*
- se découvrant : *Eupatorium perf., Silicea*

températures extrêmes	*Lachesis, Mercurius sol., Pulsatilla, Sulfur*
variations de température	*Ipeca, Mercurius sol, Sticta.*
humidité	• en général (cf aussi “froid humide” et “chaleur humide”) : *Actaea rac., Ammonium carb., Ammonium mur., Calcarea carb., Calcarea fl., Dulcamara, Hypericum, Lachesis, Luesinum, Natrum sulf., Pulsatilla, Ranunculus, Rhododendron, Rhus tox., Sanguinaria, Sepia, Silicea, Sulfur iod., Thuya, Tuberculinum, Urtica ur.* • après avoir été mouillé : *Bryonia, Causticum, Dulcamara, Sepia*
mer (au bord de la –)	*Luesinum, Magnesia mur., Natrum mur., Natrum sulf., Sepia*
montagne	*Medorrhinum*
soleil	(cf aussi “Tête; insolation”) *Gelsemium*
temps	• chaud et sec : *Aloe* • froid et sec : *Causticum, Hepar s., Nux vom.* • pluvieux : *Dulcamara, Rhus tox., Tuberculinum* (avant pluie ou tempête) • orageux : *Agaricus, Ammonium carb., Gelsemium, Kali bich., Lachesis, Lycopodium, Ranunculus, Pulsatilla, Sepia, Spigelia, Tuberculinum* - avant l'orage : *Agaricus, Psorinum, Rhododendron, Sepia, Sulfur iod.* - avant et pendant : *Petroleum, Rhododendron* - pendant : *Medorrhinum, Phosphorus* • redoux : *Gelsemium*

Améliorations

DIVERSES

bercé, porté, promené, roulé	*Chamomilla, Gelsemium, Nitri acid.*
éruptions	*Zincum met.*
éventé (étant –)	*Carbo veg., Lachesis*
friction	*Cantharis, Moschus, Natrum carb., Podophyllum, Thuya Veratrum vir.*
frottement léger	*Croton*
lumière douce	*Stramonium*
obscurité	*Sanguinaria*
pression forte	*Argentum nitr., Bryonia, Chelidonium, China, Colocynthis, Dioscorea, Hydrastis, Ignatia, Ipeca, Magnesia mur., Magnesia phos., Natrum carb., Natrum mur., Natrum sulf., Nux vom., Plumbum met., Podophyllum, Pyrogenium, Spigelia, Thuya, Veratrum vir.*
société	*Stramonium*
la veille des manifestations morbides	*Nux vom., Psorinum*

ALIMENTAIRES

buvant	• chaud : *Ailanthus, Alumina, Chelidonium, China* (thé), *Lycopodium, Sabadilla, Spongia* • froid : *Ambra gr., Bryonia* (sauf gastralgies), *Causticum, Cuprum met.,* • après avoir bu : *Capsicum*
diète	*Solidago*
mangeant	*Actaea rac., Anacardium, Antimonium crud., Iodum, Kali phos., Natrum carb., Petroleum, Psorinum, Rhododendron* • chaud : *Alumina, Chelidonium, Lycopodium* • froid : *Ambra gr., Opium* • après repas : *Arum tr., Hepar s., Natrum sulf.*
stimulants	*Gelsemium*

HORAIRE

journée	*Hyosciamus, Kali bich., Kali carb., Luesinum*
matin	*Sticta*
soir	*Anacardium*
nuit	*Medorrhinum*

CONDITIONS PHYSIOLOGIQUES

constipation	*Calcarea carb.*
diarrhée	*Podophyllum*
écoulements (règles, coryza, larmes, diarrhée)	*Lachesis, Zincum met.* • nasal : *Sticta.*
éliminations diverses	*Sulfur, Zincum met.*
éructations	*Argentum nitr., Sanguinaria*
expectoration	*Antimonium tart., Zincum met.*
règles	• pendant : *Cyclamen, Lachesis, Magnesia, phos., Zincum* • après : *Actaea rac., Caulophyllum*
selles et gaz	*Aloe, Sanguinaria* • après selle relâchée : *Natrum sulf., Zincum met.*
sommeil	*Agaricus, Nux vom., Phosphorus, Sanguinaria* • courte sieste : *Nux vom.*
transpiration	*Aconit, Cuprum met., Gelsemium*
urines	• après émission d'- : *Arum tr., Gelsemium, Ignatia, Ledum* (sable rouge) ,*Lycopodium* • diurèse abondante : *Solidago*

POSITIONS ET MOUVEMENT

assis	*Antimonium tart., Carduus mar., Cocculus, Hyosciamus, Kali carb.*
changeant de position	*Arnica, Ignatia, Natrum sulf., Pyrogenium, Rhus tox. Ruta*

Améliorations

couché	*Arnica, Bryonia, Calcarea carb., Cina, Cocculus, Lilium tigr., Manganum, Medorrhinum, Phosphorus, Phytolacca, Sanguinaria, Spigelia* • à gauche : *Lilium tigr., Sanguinaria* • à droite : *Naja, Phosphorus, Spigelia* • du côté douloureux : *Ammonium carb., Bryonia, Calcarea carb., Ignatia* • sur le dos : *Natrum sulf, Ruta.* • sur le ventre : *Ammonium carb., Chionanthus, Cina, Medorrhinum, Podophyllum.* • tête basse : *Arnica* haute : *Arsenicum alb.*
courbé en deux	(cf aussi "penché en avant") *China, Colocynthis, Magnesia phos., Plumbum met. Podophyllum.*
extension de la région douloureuse	*Dioscorea*
étendant les membres	*Thuya*
exercice	(cf aussi "mouvement") • modéré : *Aesculus* • intense : *Sepia*
genoux (à -) sur les coudes	*Eupatorium perf., Medorrhinum*
immobile	*Bryonia*
jambes surélevées	*Pulsatilla, Sepia, Vipera*
marchant, se promenant	*Agaricus, Aurum met., Conium mac., Cyclamen, Lilium tigr., Naja, Opium, Rhus tox.* • lentement : *Ferrum met.*
mouvement	(cf aussi "exercice" et "changeant de position") *Aesculus, Apis, Arsenicum alb., Calcarea fl. Colocynthis, Conium mac., Dioscorea, Dulcamara, Iodum* (vite fatigué), *Kali iod., Lycopodium, Magnesia carb., Natrum carb., Platina* • lent : *Ferrum met., Iris vers., Ferrum phos., Luesinum, Magnesia mur., Pulsatilla* • passif (bercement, train, voiture) : *Chamomilla, Gelsemium Nitri acid.* • dérouillage : *Natrum sulf., Rhus tox., T.R., Tuberculinum* • dès les premiers mouvements : *Rhododendron*
penché en arrière	*Dioscorea.*
penché en avant	*Carduus mar., Hyosciamus, Kali bich., Kali carb.*
repos	*Aconit, Anacardium, Antimonium crud., Belladonna, Berberis, Bryonia, Cantharis, Chelidonium, Colchicum, Hydrastis, Ipeca, Kali mur., Kali phos., Mercurius sol., Nux vom., Phytolacca, Staphysagria, Tuberculinum, Zincum met.*
tête	• basse : *Arnica* • haute : *Arsenicum alb.*

ÉTAT PSYCHOLOGIQUE

consolation	*Pulsatilla*
distraction	*Calcarea phos., Helonias, Ignatia, Kali phos., Lilium tigr., Sepia*
solitude	*Baryta carb., Ignatia, Natrum mur.*

SAISONS

été	*Alumina, Aurum met., Calcarea phos., Ferrum met., Petroleum, Psorinum*

TEMPÉRATURE, HYGROMÉTRIE, CLIMAT

air (grand-)	*Aconit, Actaea rac., Allium cepa, Ammonium mur., Antimonium crud., Apis, Arsenicum alb., Asa fœt., Cactus, Calcarea sulf., Gelsemium, Glonoïn, Graphites, Kali iod., Lycopodium, Magnesia carb., Magnesia mur., Mezereum, Moschus, Naja, Natrum mur., Platina, Pulsatilla, Ranunculus, Sabina, Sepia, Sticta, Sulfur, Sulfur iod., Tuberculinum*
chaleur	*Actaea rac., Ammonium carb., Arsenicum alb., Aurum met., Belladonna, Calcarea fl., Cantharis, Capsicum, Caulophyllum, Causticum, Chamomilla* (sauf douleurs locales), *Chelidonium, Colchicum, Colocynthis, Conium mac., Dulcamara, Eupatorium perf., Hepar s., Hyosciamus, Ignatia, Kali carb., Kali mur., Kali phos., Kreosotum, Magnesia carb., Magnesia phos., Natrum sulf., Nux mosch., Nux vom., Petroleum, Phosphorus, Psorinum, Pyrogenium, Rumex, Sabadilla, Silicea, Staphysagria, Veratrum alb.* • air chaud : *Causticum, Magnesia carb.,* • applications et frictions chaudes : *Podophyllum, Rhus tox., Sepia, Thuya* • bains chauds : *Ammonium mur., Antimonium crud.* • chaleur du lit : *Agaricus, Sepia* • chambre chaude : *Nux mosch.* • se couvrant la bouche : *Rumex* • s'enveloppant chaudement : *Graphites, Hepar s., Psorinum, Silicea*
froid, frais	*Aesculus, Aloe, Apis, Argentum nitr., Aurum met.* (localement), *Cantharis, Carbo veg., Glonoïn, Iodum, Ledum, Lycopodium* (malgré frilosité), *Opium, Sabina, Secale corn., Sulfur* • air frais : *Ambra gr., Antimonium tart., Iodum, Kali iod., Lachesis, Lilium tigr., Ranunculus, Sabina, Sulfur iod.* • applications froides : *Apis, Bryonia* (sauf arthralgies), *Cyclamen, Ferrum phos., Glonoïn, Ledum, Pulsatilla* • se découvrant : *Calcarea sulf., Lycopodium, Secale corn.* • bains froids : *Natrum mur.*

Améliorations

mer	*Medorrhinum, Natrum mur.*
montagne	*Luesinum*
temps	• chaud : *Alumina, Kali carb.* - et sec : *Ammonium carb., Calcarea phos., Rhus tox., Veratrum alb.* - et humide : *Kali bich.* • humide : *Nux vom., Medorrhinum* - et bas : *Hepar s.* - et pluvieux : *Causticum* • sec : *Ammonium carb., Calcarea carb., Natrum sulf., Sulfur* • orage (après l'-) : *Rhododendron*

Alternances; associations

ALTERNANCES

Diverses	Arsenicum alb., Psorinum, Tuberculinum **alternant avec**	
céphalées	lombalgies diarrhée	: *Aloe* : *Podophyllum*
constipation	diarrhée	: *Berberis, Chelidonium, Nux vom., Podophyllum, Solidago*
cutanés (troubles)	tr. internes	: *Arsenicum alb., Croton, Graphites, Mezereum, Sulfur*
	diarrhée	: *Dulcamara*
	tr. digestifs	: *Arsenicum alb., Petroleum, Sulfur*
	tr. mentaux	: *Mezereum*
	rhumatismes	: *Antimonium crud., Dulcamara, Sulfur*
digestifs (troubles)	tr. cutanés	: *Arsenicum alb., Petroleum, Sulfur*
	rhumatismes	: *Antimonium crud., Kali bich.*
	tr. pharyngés	: *Aesculus*
	tr. respiratoires	: *Sanguinaria*
	céphalée	: *Podophyllum*
diarrhée	constipation	: *Berberis, Chelidonium, Nux vom., Podophyllum, Solidago*
	tr. cutanés	: *Croton, Dulcamara*
	tr. respiratoires	: *Sanguinaria*
douleurs	engourdissements	: *Aconit, Chamomilla*
engourdissements	douleurs	: *Aconit, Chamomilla*
hémorragies	rhumatismes	: *Sabina*

hémorroïdes	lombalgies	: *Aesculus*
internes (troubles)	tr. cutanés	: *Arsenicum alb., Croton, Graphites, Mezereum, Sulfur*
lombago	céphalées	: *Aloe*
	hémorroïdes	: *Aloe*
mentaux (troubles)	tr. physiques	: *Actaea rac., Platina*
	tr. cutanés	: *Mezereum*
pharyngés (troubles)	tr. digestifs	: *Aesculus*
physiques (troubles)	tr. mentaux	: *Actaea rac., Platina*
respiratoires (troubles)	tr. digestifs	: *Sanguinaria*
rhumatisme	tr. cutanés	: *Antimonium crud., Dulcamara, Sulfur*
	tr. digestifs	: *Antimonium crud., Kali bich.*
	hémorragies	: *Sabina*
	urticaire	: *Urtica ur.*
urticaire	rhumatismes	: *Urtica ur.*

ASSOCIATIONS

troubles cutanés	tr. digestifs	: *Antimonium crud.*
douleurs	engourdissements	: *Aconit, Chamomilla*
rhumatismes	urticaire	: *Urtica ur.*
diarrhée	toux	: *Rumex, Tuberculinum*
troubles génitaux	tous autres troubles	: *Actaea rac.*

Anus - Rectum

fissures	*Aesculus, Berberis, Graphites, Mercurius cyan., Natrum mur., Nitri acid., Silicea, Thuya*
fistule	*Silicea*
proctalgie fugace	(cf aussi "sensation de ténesme rectal") : *Anacardium, Lycopodium, Phytolacca*
prolapsus	*Calcarea fl., Natrum carb., Podophyllum, Ruta, Sepia*
prurit	*Anacardium, Arsenicum alb., Cina, Nux vom., Sabadilla, Sulfur iod.*
rectite, recto-colite	(cf aussi "Muqueuses ; inflammation") *Aloe, Cantharis, Capsicum, Iris vers., Mercurius corr., Mercurius cyan., Mercurius sol., Nitri acid.*
sensations	• boule rectale : *Anacardium, Sepia* • constriction anale : *Anacardium, Ignatia, Lachesis Lycopodium, Natrum mur.* • éclis de bois dans le rectum : *Aesculus, Anacardium, Nitri acid* • endolorissement : *Ruta* (+ après efforts de poussée) • pesanteur rectale et anale : *Aloe, Sepia* • ténesme rectal : *Anacardium, Cantharis, Capsicum, Mercurius corr., Mercurius cyan., Nux vom., Plumbum met.* • tiré vers le haut (anus –) : *Plumbum met.* • torsion anale : *Crocus.*

HÉMORROÏDES

	Aesculus, Aloe, Antimonium crud., Berberis, Calcarea fl., Capsicum, Hypericum, Ignatia, Kali carb., Lachesis, Lycopodium, Natrum carb., Nux vom., Pulsatilla, Sabina, Sepia, Sulfur, Thuya, Vipera
douleurs	• battantes : *Lachesis* • brûlantes : *Aesculus, Aloe, Arsenicum alb.*, (>chaleur), *Berberis* (douleur irradiant autour de l'anus), *Capsicum, Graphites* • constrictives : *Lachesis* • piquantes : *Aesculus, Graphites, Kali carb., Nitri acid.*

procidentes	*Aloe* (perte de sécurité du sphincter), *Kali carb., Lycopodium*
pruriantes	*Aesculus, Aloe, Antimonium crud., Graphites, Nux vom.*
saignantes	*Ammonium carb., Carduus mar., Lycopodium, Nux vom., Phosphorus, Sabina, Sepia*
suintantes	*Antimonium crud., Sepia*
<	• selle molle : *Ignatia*
>	• applications froides : *Kali carb., Nux vom.*

Appétit - Soif -
Désirs et aversions alimentaires

APPÉTIT

anorexie	*Actaea rac., Cina, Cyclamen, Sepia, Sulfur iod.* • alternant avec voracité : *Cina, Ferrum met.* • avec rassasiement rapide : *Arsenicum alb., Sulfur, Thuya*
boulimie quantitative	*Antimonium crud., Sulfur* • avec cependant amaigrissement important : *Iodum Natrum mur., Psorinum, Secale corn., Silicea, Sulfur iod., Tuberculinum*
faim canine	*Anacardium, Cina, Lycopodium, Medorrhinum, Natrum carb., Petroleum, Phosphorus, Psorinum, Staphysagria, Sulfur, Tuberculinum* • fringales : *Natrum carb.* • même après les repas : *Cina, Medorrhinum, Staphysagria* • même la nuit (se lève pour manger) : *Cina, Petroleum, Phosphorus, Psorinum, Sulfur, Tuberculinum* • mais les aliments sont presqu'aussitôt rendus : *Phosphorus* • faim "nerveuse" non >mangeant : *Ignatia* • vite rassasié : *Lycopodium*

SOIF

absence de soif	*Apis, Cyclamen, Gelsemium, Nux mosch., Pulsatilla*
intense	*Antimonium crud., Kali bichr., Lachesis, Medorrhinum, Mercurius sol., Sulfur, Thuya* • suivie de vomissements : *Arsenicum alb., Eupatorium perf., Phosphorus*
fréquente de petites quantités d'eau froide	*Arsenicum alb., Belladonna*
de grandes quantités d'eau froide à longs intervalles	*Bryonia, Natrum mur, Phosphorus, Sulfur*
d'eau froide	et frissons après avoir bu : *Capsicum* (+ après la selle)

DÉSIRS

acides	*Antimonium crud., Antimonium tart.* (fruits acides, qui l'<), *Arsenicum alb., Chelidonium, Conium mac., Ferrum met., Graphites, Magnesia carb., Medorrhinum, Sepia Sulfur iod.*
alcool	*Arsenicum alb., Aurum met., Capsicum, Lachesis, Luesinum, Medorrhinum, Nux vom., Staphysagria, Sulfur* • bière : *Cocculus, Graphites, Kali bich. (<), Medorrhinum, Petroleum* • vin : *Nux vom., Staphysagria*
aliments indigestes	*Alumina, Calcarea carb., Natrum sulf., Nitri acid.*
beurre	*Ferrum met.*
bière	*Graphites, Medorrhinum*
boissons froides	*Cocculus*
boissons chaudes	*Arsenicum alb., Bryonia, Chelidonium, Sulfur*
café	*Conium mac., Lachesis, Medorrhinum, Nux vom.,*
gras de jambon	*Mezereum*
lait	*Chelidonium* (chaud), *Staphysagria, Tuberculinum* (froid)
mets assaisonnés, relevés	*Nux vom., Sepia*
oeufs	*Calcarea carb.*
pain	*Ferrum met.*
sel	*Carbo veg., Conium mac., Medorrhinum, Natrum mur., Phosphorus, Thuya, Veratrum alb.*
stimulants	*Medorrhinum*
sucre, sucreries	*Argentum nitr. (<), Calcarea carb., Lycopodium, Medorrhinum, Sepia, Sulfur*
thé	*Thuya*
viande	*Magnesia carb., Tuberculinum*
vinaigre	*Chelidonium, Sepia.*

AVERSIONS

acides	*Sulfur*
café	*Lycopodium, Mercurius sol., Natrum mur.*
graisses	*Calcarea carb., Carbo veg., Hepar s., Natrum mur., Petroleum, Pulsatilla*
lait	*Antimonium tart., Conium mac., Nitri acid., Sulfur* • qui donne de la diarrhée : *Natrum carb., Sepia*
légumes	*Magnesia carb.*
odeurs de cuisine	*Arsenicum alb., Colchicum, Sepia*
pain	*Conium mac., Lycopodium, Natrum mur., Natrum sulf., Nitri acid.*
pommes de terre	*Alumina*
sel	*Sepia* (les aliments paraissent trop salés)
sucreries	*Arsenicum alb., Causticum., Graphites, Phosphorus, Zincum*
tous aliments	*Cocculus*
viande	*Alumina, Arsenicum alb., Calcarea carb., Carbo veg., Ferrum met., Graphites, Kali bich., Lycopodium, Mercurius sol., Mezereum, Natrum sulf., Nitri acid., Petroleum, Pulsatilla, Sepia, Sulfur, Tuberculinum*
vue des aliments	*Arsenicum album, Colchicum, Sepia*

Bouche *(cf aussi "Muqueuses")*

aphtes	*Arsenicum alb., Cantharis, Magnesia carb., Medorrhinum, Mercurius sol., Natrum sulf., Nitri acid., Rhus tox., Sulfur*
gencives	inflammation (gingivite) : *Antimonium crud., Kali phos., Kreosotum, Mercurius corr., Mercurius sol., Mezereum, Nux vom., Phytolacca, Podophyllum, Sepia, Silicea, Thuya.* • très douloureuses, œdématiées, hémorragiques : *Kreosotum,*
glandes salivaires	(cf aussi "Généralités ; glandes") inflammation, hypertrophie, indurations : *Baryta carb.*
goût	• acide et aigre : *Calcarea carb.* • amer : *Chelidonium, Solidago* • métallique : *Mercurius sol.* • salé : *Sepia*
inflammation	stomatite (cf aussi "gencives") • en général : *Arsenicum alb., Arum triph., Belladonna, Iris vers. Mercurius corr., Mercurius sol., Nux vom., Thuya* • aiguë, aphteuse ou vésiculaire : *Cantharis* • brûlante et acide : *Iris vers.* • oedémateuse : *Apis* • ulcéreuse : *Cantharis, Mercurius corr., Mezereum, Nitri acid.*
lèvres	• commissures crevassées : *Antimonium crud., Arsenicum alb., Graphites, Lycopodium, Mercurius sol., Nitri acid., Silicea.* • s'écorche les lèvres pendant la fièvre : *Arum triph.* • fissures : *Graphites, Natrum mur., Pulsatilla, Silicea.* • herpès : *Arsenicum alb., Natrum mur., Rhus tox.* • rougeur livide de la lèvre supérieure : *Berberis* • fente médiane de la lèvre inférieure : *Natrum mur., Pulsatilla, Sepia*
prurit	• du palais : *Sabadilla*
salive	• écumeuse, épaisse comme coton : *Berberis* • sialorrhée : *Cocculus, Iodum, Ipeca, Luesinum, Mercurius corr., Mercurius sol.*
sécheresse	• avec grande soif d'eau froide : *Bryonia, Natrum mur.* • sans soif : *Apis, Nux mosch., Pulsatilla*
taches rouges ou bleuâtres près des commissures	*Berberis*

Circulation

afflux sanguins brusques	cf "bouffées de chaleur"
anémie	*Arsenicum alb., Calcarea carb., China, Cyclamen, Ferrum met., Ferrum phos., Graphites, Helionas, Kali carb., Kali phos., Natrum mur., Phosphorus*
angor	*Actaea rac., Agaricus, Arnica, Arsenicum alb., Cactus, Cuprum met., Dioscorea, Glonoïn, Iodum, Lachesis, Naja, Nux mosch., Nux vom., Phosphorus* • épigastrique : *Agaricus*
artères	• accidents vasculaires cérébraux : *Arnica, Opium Phosphorus, Veratrum vir.* • anévrysmes : *Aurum met.* • artério-sclérose : *Secale corn., Plumbum met.* • artérite : *Arsenicum alb., Cuprum met., Secale corn., Plumbum met.* • athéro-sclérose : *Aurum met., Baryta carb., Phosphorus Plumbum met., Silicea* • battements artériels : *Aurum met., Belladonna, Glonoïn, Lachesis, Lilium tigr., Sepia* • spasme artériels et artériolaires : *Secale corn., Plumbum met.*
asthme cardiaque	*Ethyl sulf. dichl., Naja*
bouffées de chaleur	*Aurum met., Belladonna, Cactus, Calcarea carb., Ferrum met., Ferrum phos., Glonoïn, Graphites, Iodum, Lachesis, Pulsatilla, Sanguinaria, Sepia, Spongia, Sulfur, Sulfur iod.*
capillaires	• engelures : *Agaricus* • fragilité : *Arnica, Lachesis, Phosphorus* • stase : *Carbo veg., Pulsatilla*
collapsus	*Naja, Veratrum alb.*
congestion	*Aconit, Aurum met., Belladonna, Crocus, Gelsemium, Glonoïn, Iodum, Lachesis, Magnesia mur., Opium, Phosphorus, Pulsatilla, Sepia, Sulfur, Veratrum vir.* • passive : *Gelsemium, Magnesia mur., Opium*

cyanose	• acrocyanose : *Pulsatilla* • endroits enflammés (des -) : *Lachesis* • états spasmodiques (dans les -) : *Cuprum met.* • stase capillaire : *Carbo veg.*
ecchymoses	• post-traumatiques : *Arnica, Ledum* • spontanées : *Aconit, Arnica, Lachesis, Ledum, Vipera* • lentes à disparaître, laissant pâleur et engourdissement : *Ledum*
endocardite	*Ferrum phos., Naja*
eréthisme cardio-vasculaire	*Actaea rac., Aconit, Arnica, Aurum met., Cactus, Glonoïn, Ignatia, Naja, Nux vom., Nitri acid., Spigelia* • douloureux : *Arnica, Spigelia*
faiblesse cardiaque	*Ammonium carb., Arsenicum alb., Carbo veg., Colchicum, Iodum, Kali phos., Naja, Phosphorus*
gangrène	*Arsenicum alb., Carbo veg., Lachesis, Secale corn.*
hémorragies	*Aconit, Ambra gr., Ammonium carb., Arnica, Cactus, Carbo veg., Carduus mar., China, Ferrum met., Ferrum phos., Ipeca, Kreosotum, Lachesis, Ledum, Mercurius sol., Nitri acid., Phosphorus, Sanguinaria, Secale corn., Vipera* • actives : *Aconit, Ipeca, Phosphorus* • anémiantes : *China* • cardiaques (des -) : *Cactus* • fragilité capillaire : *Arnica, Lachesis* • lésions saignantes du tube digestif et de la peau : *Nitri acid.* • sang noir : *Cactus, Carbo veg., Kreosotum, Lachesis, Secale corn., Vipera* - passives : *Carbo veg., Kreosotum, Secale corn.* • sang rouge vif : *Aconit, Ferrum phos., Ipeca, Ledum, Phosphorus* • sang pâle : *Graphites* • vicariantes des règles : *Aconit, Crocus, Ferrum met., Graphites, Phosphorus, Pulsatilla, Sepia*
hypérémie	*Aconit, Aurum met., Glonoïn, Phosphorus, Veratrum vir.*
hypertension artérielle	*Aconit, Arnica, Aurum met., Baryta carb., Glonoïn, Lachesis, Nux vom., Sulfur, Veratrum vir.*
hypertrophie cardiaque	*Aurum met.*

hypotension	*China* (hémorragies), *Gelsemium, Ipeca*
instabilité vaso-motrice	cf “bouffées de chaleur”
leucopénie	*Kali phos.*
palpitations	*Ambra gr., Ammonium carb., Arnica, Arsenicum alb., Aurum met., Cactus, Coffea, Crocus, Ferrum met., Ferrum phos., Glonoïn, Graphites, Iodum, Kali phos., Lachesis, Lilium tigr., Magnesia mur., Moschus, Naja, Natrum mur., Nux mosch., Nux vom., Phosphorus, Pulsatilla, Spigelia, Spongia, Staphysagria, Sulfur iod.* • < couché à G : *Lycopodium, Naja, Natrum sulf., Phosphorus, Pulsatilla, Spigelia* • < mouvement : *Arnica, Iodum, Spigelia, Spongia* • < repos, >mouvement : *Magnesia mur.* • avec suffocation et anxiété : *Moschus*
péricardite	*Apis, Bryonia, Cantharis, Ferrum phos.*
pouls	• irrégulier, intermittent : *Naja, Spigelia, Veratrum vir.* • lent : *Ferrum met., Gelsemium, Ipeca, Veratrum vir.* • mou : *Gelsemium, Veratrum vir.* • petit : *Iodum* • plein, dur, rapide : *Aconit* • plein et très dépressible : *Ferrum met., Ferrum phos.* • rapide : *Iodum*
pulsations irradiant à tout le corps	*Veratrum vir.*
purpura	*Arnica, Arsenicum alb., Lachesis, Phosphorus, Vipera*
sclérose	cf “artères”
sensations	• que le cœur s’arrête : *Gelsemium* • de constriction cardiaque : *Aconit, Cactus, Iodum, Lachesis, Lilium tigr., Moschus, Naja, Spigelia* • de froid au cœur : *Graphites, Petroleum* • de poids sur la poitrine : *Crocus* (>baillements ou inspirations profondes)
sportifs (cœur forcé des -)	*Arnica, Cactus, Rhus tox.*
tachycardie	*Aconit, Aurum met., Belladonna, Gelsemium, Ignatia, Iodum, Lilium tigr., Sulfur iod.,*

Circulation

tumeurs vasculaires	*Calcarea fl.*
veines	• inflammation aiguë : *Lachesis, Vipera* • pléthore, stase et dilatation : *Aesculus* • stase et congestion : *Aesculus, Carbo veg., Pulsatilla, Sepia* - portale et pelvienne : *Aesculus, Carbo veg., Graphites, Helonias, Lycopodium, Pulsatilla, Sepia, Thuya* • varices : *Aesculus, Calcarea fl., Carduus mar., Lycopodium, Pulsatilla* - menace d'ulcère : *Lachesis, Secale corn.* • varicosités : *Lachesis, Pulsatilla, Thuya*

Cou

adénopathies	cf "Généralités ; ganglions"
goître	• dur : *Calcarea fluor, Conium mac.* • dur et battant : *Iodum, Spongia*
hypersensible, ne peut supporter un col	• hypersensibilité congestive : *Arnica, Belladonna, Glonoïn, Lycopodium, Spongia* • hypersensibilité tactile : *Lachesis*
larynx	(cf aussi "Système respiratoire ; larynx") • hypersensibilité de la région laryngo-trachéale : *Euphrasia, Hyosciamus* • douleur laryngée au toucher et à la déglutition: *Arum triph., Spongia* • douleur aiguë au larynx : *Luesinum*
muscles	• douleurs et contractures des muscles du cou : *Actaea rac., Lachnantes* • torticolis : *Lachnantes*
parotides	*Mercurius sol., Pulsatilla*

Dents

caries	*Calcarea phos., Kali phos., Kreosotum, Luesinum, Phosphorus, Sepia, Silicea, Staphysagria, Thuya*
dentition (troubles de la –)	*Belladonna, Calcarea carb., Chamomilla, Magnesia carb. Magnesia mur., Podophyllum*
névralgies	(cf aussi "Système nerveux ; névralgies") : *Chamomilla, Magnesia carb., Medorrhinum, Mercurius sol., Mezereum, Rhododendron, Spigelia* • pendant la tétée : *China*
retard	éruption tardive : *Calcarea phos., Silicea*
serrer (besoin de –)	*Phytolacca, Podophyllum*

Douleurs

absence de –	*Opium, Stramonium*
aiguës	*Aconit, Bryonia, Cantharis, Chamomilla, Capsicum, Colocynthis, Dioscorea, Ferrum phos., Hypericum, Kali bichr., Magnesia carb., Magnesia phos., Ranunculus, Thuya* • recrudescences paroxystiques : *Dioscorea*
aiguilles	(cf aussi "piquantes") *Aesculus, Agaricus, Apis, Argentum nitr., Hepar s., Kali carb., Nitri acid., Silicea* • de feu : *Apis* • de glace : *Agaricus*
brisure	cf "courbature"
brûlantes	*Agaricus, Apis, Arsenicum alb., Arum tr., Berberis, Cantharis, Capsicum, Causticum, Hydrastis, Iris vers., Kali bichr., Kreosotum, Mercurius corr., Phosphorus, Ranunculus, Sanguinaria, Secale corn., Sulfur* • >par la chaleur : *Arsenicum alb., Capsicum* • avec ténesme : *Cantharis, Capsicum, Mercurius corr.*
changeantes	(cf aussi "erratiques") : *Ignatia*
constriction	cf "serrement"
courbature	*Actaea rac., Apis, Arnica, Dulcamara, Eupatorium perf., Gelsemium, Ipeca, Manganum, Phytolacca, Pyrogenium, Ranunculus, Rhus tox., Ruta, Vipera*
crampoïdes	(cf aussi "Généralités ; crampes") *Actaea rac., Anacardium, Magnesia phos.*
creusantes	*Kali iod.*
éclatement	*Vipera*
épine, écharde, éclis de bois	*Alumina, Argentum nitr., Hepar s., Nitri acid., Silicea*
erratiques, changeant constamment de place	*Aesculus, Berberis, Colchicum, Ignatia, Kali bich., Lilium tigr., Pulsatilla, Tuberculinum*

Douleurs

étendue	• linéaires : *Luesinum* • localisées, punctiformes : *Calcarea phos., Ignatia, Kali bich., Lilium tigr., Thuya* • suivant le trajet des nerfs : *Hypericum, Thuya*
évolution	• apparaissant et disparaissant brusquement : *Belladonna, Ignatia, Kali bich., Magnesia carb., Magnesia phos., Phytolacca, Tuberculinum* • apparaissant et disparaissant graduellement : *Argentum nitr., Luesinum, Platina* • apparaissant progressivement et disparaissant brusquement : *Ignatia* • apparaissant brusquement et disparaissant progressivement : *Pulsatilla*
filiformes	*Allium cepa*
fixes	*Aesculus* (< chaleur), *Luesinum*
fulgurantes	*Bryonia, Magnesia carb., Magnesia phos., Phosphorus, Zincum met.*
intolérables (ou mal supportées)	*Aconit, Belladonna, Chamomilla, Hepar s., Hypericum, Kali phos.*
irradiant	• dans toutes les directions : *Berberis* • loin : *Dioscorea*
lancinantes	*Kali bich., Kali carb., Kali iod., Phosphorus*
meurtrissure, brisure	cf "courbature"
névralgies	cf "Système nerveux"
pincement	*Colocynthis*
piquantes	(cf aussi "aiguilles") *Agaricus, Apis, Berberis, Bryonia, Kali bichr., Kali carb., Magnesia phos., Ranunculus*
plaie à vif	*Arum tr., Causticum*
polyurie pendant la douleur	*Rhododendron* • après la douleur : *Gelsemium, Ignatia*

précises dans leurs caractères (localisation, type...)	*Luesinum*
pressives	*Berberis*
profondes	*Aesculus* (< chaleur), *Luesinum*
serrement	*Anacardium, Capsicum, Cactus, Colocynthis, Lachesis, Platina*
superficielles	*Aesculus* (< froid), *Ignatia*
ténesmes (avec -)	(cf aussi "Abdomen", "Rectum", "Système urinaire") *Cantharis, Capsicum*
térébrantes	*Zincum met.*
torsion	*Dioscorea.*

Enfants

acétonémie	*Cina, Lycopodium, Senna*
adénoïdisme	*Baryta carb.*
agitation	(cf aussi "Psychisme" et "Généralités") *Agaricus, Argentum nitr., Chamomilla, Cina, Hyosciamus, Luesinum, Medorrhinum, Mercurius sol., Nux vom., Sulfur, Sulfur iod.*
athrepsie	*Calcarea carb., Calcarea phos.*
convulsions	cf "Système nerveux" *Cina*
dentition (troubles liés à la -)	*Belladonna, Chamomilla, Magnesia carb., Podophyllum*
douleurs de croissance	*Calcarea phos.*
énurésie	(cf aussi "Système urinaire, incontinence") *Cina, Psorinum*
éruptions sortant mal	*Ammonium carb., Gelsemium, Zincum met.*
erythème fessier	*Medorrhinum*
insupportable	*Cina, Hepar s.*
malingre	(cf aussi "Métabolismes, amaigrissement") *Luesinum, Silicea, Tuberculinum*
mathématiques	nul en - , mais imaginatif : *Luesinum*
nervosité	(cf aussi "Psychisme") *Chamomilla, Cina, Luesinum, Medorrhinum, Silicea, Tuberculinum*
obésité	cf "Métabolismes"
rachitisme	*Calcarea fl., Calcarea phos.*
retard	• de développement : *Calcarea carb.,* • physique et psychique : *Baryta carb.* • mental : *Agaricus, Baryta carb.*
verminose	*Allium cepa, Chamomilla, Cina, Sabadilla, Silicea, Spigelia, Sulfur*

Estomac *(cf aussi "Muqueuses") (*)*

acidités et aigreurs

Argentum nitr., Calcarea carb., Iris vers., Robinia
- pyrosis : *Aesculus, Capsicum, Kali bich., Lycopodium, Nux vom., Robinia*

aerophagie

Argentum nitr., Asa fœt., Carbo veg., China, Ignatia, Kali carb., Kali iod., Lycopodium, Moschus, Natrum sulf., Nux mosch., Nux vom.

défaillance

cf "vide"

douleurs

(cf aussi "ulcères")
- brûlantes : *Anacardium, Arsenicum alb., Graphites, Iodum, Iris vers., Kali bichr., Phosphorus, Robinia*
  brûlantes et rongeantes tard après le repas : *Aesculus, Kreosotum*
  irradiant entre les épaules : *Robinia*
- crampes (gastrite spasmodique) : *Belladonna, Chamomilla, Colocynthis, Conium mac., Graphites, Ignatia, Magnesia carb., Magnesia phos., Nux vom., Plumbum met.*
  - et crampes rétro-xyphoïdiennes : *Cuprum met.*
- pesantes (sens. de poids lourd dans l'estomac) : *Bryonia* (pierre), *Nux vom.*

dyspepsie atonique

digestions pénibles, lentes ; stase gastrique
Antimonium crud., Carbo veg., Cyclamen, Ferrum met., Graphites, Kali carb., Kali mur., Kali phos., Lycopodium, Magnesia carb., Magnesia mur., Natrum carb., Nitri acid., Nux mosch., Nux vom., Phosphorus, Pulsatilla, Sepia
- dyspepsie au lait : *Magnesia carb., Natrum sulf.*
- < par les graisses : *Antimonium crud., Carbo veg., Kali mur., Nux vom., Pulsatilla*

éructations

Argentum nitr., Conium mac., Graphites, Magnesia mur.

gastrite

(cf aussi "douleurs")
Argentum nitr., Nitri acid., Sulfur
- hyperchlorhydrique : *Capsicum, Iris vers., Robinia*

gastro-entérite aiguë

Arsenicum alb., Colchicum, Eupatorium perf., Ipeca, Lycopodium, Veratrum alb.

hématémèses

cf "Circulation ; hémorragies"

hoquet

Ignatia, Hyosciamus, Ranunculus, Veratrum vir.

indigestion

Antimonium crud., Arsenicum alb., Ipeca, Pulsatilla

(*) Pour plus de développement, cf "Le traitement homéopathique des troubles fonctionnels digestifs", du même auteur, aux éditions IPREDIS.

ptose gastrique	*Calcarea fluor., Natrum carb., Sepia* • sensation de : *Ipeca, Staphysagria* (< viande)
renvois, régurgitations mérycisme	*Argentum nitr., Ferrum met., Natrum sulf., Nux vom.*
spasmes oesophagiens	*Asa fœt., Belladonna, Hyosciamus, Stramonium, Veratrum vir.*
ulcères gastro-duodénaux	*Anacardium, Argentum nitr., Arsenicum alb., Kali bich., Mezereum*
vide (sensation de – épigastrique)	*Actaea rac., Anacardium, Chelidonium, Cocculus, Hydrastis, Ignatia, Iodum, Phosphorus, Sepia* (< debout) *Sulfur*

NAUSÉES ET VOMISSEMENTS

	Actaea rac., Agaricus, Antimonium crud., Antimonium tart., Arsenicum alb., Carduus mar., Cocculus, Colchicum, Conium mac., Cuprum met., Ferrum met., Graphites, Iodum, Ipeca, Kali bichr., Kali mur., Natrum sulf., Petroleum, Phosphorus, Pulsatilla, Senna, Sepia, Veratrum alb., Veratrum vir.
nausées	• constantes avec anxiété mortelle et prostration : *Antimonium tart., Cocculus* • mouvement (au moindre –) : *Bryonia, Cocculus* • à l'odeur ou même la simple vue des aliments : *Arsenicum alb., Colchicum, Sepia* • persistantes, non > par vomissements : *Antimonium tart., Cocculus, Ipeca* • < par vomissements : *Nux vom.* (et sens. qu'il serait mieux s'il vomissait) • paradoxalement > mangeant : *Ignatia*
vomissements	(cf aussi "Sécrétions et excrétions") • acétonémiques : *Senna* • acides : *Robinia* • acides bilieux : *Carduus mar.* • brûlants : *Kreosotum* • brusques et violents : *Cocculus, Petroleum* • incoercibles : *Cocculus, Ipeca* • pénibles et à vide : *Veratrum vir.* • rapides après avoir bu : *Arsenicum alb., Phosphorus* • abondants et filants : *Iris vers.* • quinte (après la –) : *Drosera* • lait coagulé : *Magnesia carb.* • odeur sure, aigre : *Calcarea carb., Magnesia carb.*

Face

couleur	• rouge - nez et lèvres : *Aloe* - joues : *Chamomilla* (une joue rouge et chaude, l'autre pâle et froide), *Moschus* (une joue rouge et froide, l'autre pâle et chaude), *Phosphorus, Sanguinaria* (rougeur circonscrite des joues) - orifices (lèvres, yeux, paupières) : *Sulfur* - avec délire doux et tremblement : *Rhus tox.* - avec hébétude et difficulté de parole : *Gelsemium* - sombre avec sueurs chaudes et myosis : *Opium* - et chaude : *Belladonna, Bryonia* - face et nez rouges, mais froids : *Capsicum* - pâlissant quand il se lève ou s'assied dans le lit : *Veratrum vir.* • pâle : *Calcarea carb., Graphites, Kali iod., Manganum, Silicea, Veratrum alb.* (au cours du délire) • alternances de rougeur et de pâleur : *Cina, Ferrum phos.* • cernes bleuâtres autour des yeux et de la bouche : *Cina Kali iod.* • taches jaunâtres "hépatiques" : *Sepia*
gerçures aux angles des paupières et de la bouche	*Antimonium crud., Arsenicum alb., Graphites, Lycopodium, Mercurius sol., Nitri acid.*
herpès péri-buccal	*Natrum mur, Rhus tox., Sepia, Silicea*
lèvres sèches et craquelées	*Natrum mur.*
névralgies	(cf aussi "Système nerveux ; névralgies") • faciales : *Aconit, Colocynthis, Dulcamara, Iris vers., Lachesis, Magnesia carb., Magnesia phos., Mezereum, Nux vom., Pulsatilla, Rhododendron, Silicea, Spigelia, Sulfur iod., Thuya* • sus-orbitaires : *Actea rac. (D), Spigelia (G)*
paralysies localisées	(cf aussi "Système nerveux ; paralysies") *Causticum, Dulcamara, Gelsemium* • mâchoire inférieure tombante (états graves) : *Gelsemium, Hyosciamus, Lachesis, Lycopodium, Opium*
sensation de toile d'araignée, de blanc d'oeuf	*Alumina, Baryta carb., Graphites*

sinusite (aiguë ou chronique)	(cf aussi "Généralités ; infections, inflammations", "Muqueuses", "Sécrétions et excrétions") : *Eupatorium perf., Kali bich., Mercurius sol., Pulsatilla*
sueurs	(cf aussi "Sueurs") • chaudes de la tête après manger ou en s'endormant : *Chamomilla* • froides du front : *Veratrum alb.* • de toute la tête : *Silicea*

Fièvre

adynamie, asthénie	(cf aussi "Généralités : faiblesse") *Agaricus, Ailanthus, Ammonium carb., Arnica, Arsenicum alb., Arum tr., Bryonia, Colchicum, Gelsemium, Hyosciamus, Lachesis, Mercurius cyan., Opium, Pyrogenium, Rhus tox.* • à mi-chemin entre la réaction sthénique et l'asthénie : *Ferrum phos.*
agitation	*Aconit, Arnica, Arsenicum alb., Arum tr., Chamomilla, Pyrogenium, Rhus Tox.*
cardio-vasculaire (retentissement – des maladies infectieuses	*Naja, Veratrum vir.*
courbature fébrile	*Arnica, Eupatorium perf., Phytolacca, Pyrogenium, Rhus tox*
début	*Aconit, Belladonna, Bryonia, Chamomilla, Ferrum phos., Mercurius sol.* • brutal : *Aconit, Belladonna, Veratrum vir.*
délire	cf "Psychisme"
éruptions sortant mal	*Ammonium carb., Gelsemium, Zincum met.*
frissons	*Bryonia, Mercurius sol., Rhus tox.* • fourmillant à fleur de peau : *Mercurius sol.* • avec sensation d'être trempé dans l'eau froide, ou aspergé : *Rhus tox.*
hémorragiques (formes – des maladies infectieuses)	*Aconit, Arnica, Lachesis*
intermittentes (fièvres –)	*Arsenicum alb., China, Lycopodium, Natrum mur., Natrum sulf., Psorinum, Sulfur, Tuberculinum*
lividité	*Ailanthus*
pouls	cf "Circulation" • dissociation pouls - température : *Pyrogenium*
prostration	cf "Généralités ; faiblesse"

soif	(cf aussi "Désirs et aversions") • absence de soif pendant la fièvre : *Apis, Gelsemium, Nux mosch., Pulsatilla*
sueurs	cf "Sueurs" • alternances de sécheresse cutanée et de sueurs pendant la fièvre : *Apis*
vultuosité	*Gelsemium, Lachesis, Opium*

Foie et voies biliaires (*)

GÉNÉRALITÉS

catarrhes hépato-biliaires aigus	*Eupatorium perf.* (avec courbature fébrile), *Podophyllum*
douleurs de la région hepato-vésiculaire	*Berberis, Carduus mar., Lycopodium, Mercurius sol., Natrum sulf., Phosphorus, Sepia* • irradiant vers l'omoplate D : *Chelidonium* • avec migraine : *Sanguinaria* • spasmodiques : *Belladonna, Berberis, Bryonia, Calcarea carb., Colocynthis, Nux vom.*
insuffisance hépato-cholo-digestive	*Berberis, China, Hydrastis, Nux vom., Solidago* • avec constipation : *Hydrastis, Nux vom.* • avec diarrhée : *China* • avec alternance des deux : *Berberis, Chelidonium, Nux vom., Solidago*

FOIE

cirrhose	*Aurum met., Phosphorus, Ranunculus, Vipera*
cholémie familiale	*Lycopodium*
choléstase	*Carduus mar., Chionanthus, Hydrastis, Natrum sulf.*
douleurs	*Carduus mar., China, Chionanthus, Dolichos, Lycopodium, Magnesia mur., Natrum sulf., Nux vom., Sepia* • lobe G : *Berberis* • lobe D : *Chelidonium* • chez l'alcoolique : *Carduus mar., Lachesis, Ranunculus*
hépatomégalie	*Aurum met., Carduus mar., China, Dolichos, Nux vom., Ranunculus*
ictère	*Carduus mar., Chelidonium, China, Mercurius sol., Natrum sulf., Nux vom., Phosphorus* • grave : *Lachesis, Phosphorus, Vipera*
ptose	• congestive : *Aurum met.*
stéatose	*Phosphorus*

(*) Pour plus de développement, cf "Le traitement homéopathique des troubles fonctionnels digestifs", du même auteur, aux éditions IPREDIS.

VOIES BILIAIRES

cholécystite	(cf aussi "Muqueuses; inflammations) : *Phosphorus*
colique hépatique	(cf aussi "Généralités; spasmes") *Belladonna, Berberis, Bryonia, Chelidonium, China, Colocynthis, Hydrastis, Lycopodium, Magnesia phos., Mercurius sol., Nux vom., Phosphorus*
dyskinésie bilaire la "crise de foie"	*Phosphorus*
lithiase	*Berberis, Calcarea carb., Lycopodium, Nux vom., Solidago*

Généralités

adénopathies — cf "ganglions"

agitation — (cf aussi "Psychisme")
Aconit, Arnica, Arsenicum alb., Calcarea phos., Chamomilla, Cina, Colocynthis, Kali iod., Magnesia mur., Magnesia phos., Mercurius sol., Phosphorus, Pyrogenium, Ranunculus, Rhus tox., Zincum met.

- physique et psychique :*Aconit, Arsenicum alb., Magnesia phos., Stramonium*
- doit sans cesse changer de position : *Rhus tox.*
- hyperactivité motrice suivies de stupeur : *Phosphorus*
- intolérance à la plus petite douleur : *Chamomilla*
- le lit semble trop dur : *Arnica, Pyrogenium, Rhus tox.*
- mouvements involontaires sur fond d'épuisement : *Zincum met.*
- stérile sur fond de fatigabilité : *Calcarea phos.*

alcool (troubles dus à l'-) — (cf aussi "Psychisme ; delirium")
Agaricus, Capsicum, Carduus mar., Lachesis, Nux vom., Opium, Ranunculus

anergie, absence de réaction — *Ammonium carb., Carbo veg., Gelsemium, Opium, Psorinum, Sulfur, Tuberculinum, Zincum met.*

asphyxie (états graves asphyxiques) — *Antimonium tart., Carbo veg.*

asthénie — cf "faiblesse"

atrophie — *Iodum, Plumbum met.*

bouffées vaso-motrices, afflux sanguins — cf "Circulation; bouffées de chaleur"

bouffisure — cf "oedèmes"

cellulaire (tissu -)

- inflammation aiguë avec lymphangite et oedème : *Vipera*
- inflammation subaiguë ou chronique avec oedème mou : *Kali mur.*
- inflammation, suppuration, sclérose : *Silicea*

chaleur (coup de -) — (cf aussi "Tête; insolation")
Gelsemium, Lachesis, Natrum carb.,

cholériforme (syndrome)	(cf aussi "Estomac; vomissements", "Abdomen; coliques, diarrhée", "Circulation; collapsus cardio-vasculaire") *Colchicum, Cuprum met., Ipeca, Secale corn., Veratrum alb.*
chronicité	*Natrum mur., Psorinum*
congestion	*Aconit, Aurum met., Belladonna, Crocus, Gelsemiun, Glonoïn, Iodum, Lachesis, Magnesia mur., Opium, Phosphorus, Pulsatilla, Sepia, Sulfur, Veratrum vir.*
contractures	cf "spasmes" et "crampes"
contradictoires (manifestations -)	*Ambra gr., Ignatia*
couleurs	• blancheur blafarde : *Calcarea carb.* • bleuâtre : *Lachesis* • jaune : *Chelidonium*
crampes	(cf aussi "spasmes") *Actaea rac., Ambra gr., Anacardium, Arsenicum alb., Causticum, Chamomilla, Colocynthis, Cuprum met., Gelsemium, Hyosciamus, Lycopodium, Magnesia phos., Nux vom., Secale corn., Veratrum alb.*
dureté pierreuse des lésions	*Calcarea fl.*
éliminations insuffisantes	*Zincum met.*
épanchements	(cf aussi "séreuses") *Apis, Bryonia, Cantharis, Kali carb., Kali mur.*
erratiques (manifestations -)	*Ignatia*
étriqué	*Arsenicum alb.,*
évolution des symptômes	• début brutal : *Aconit, Apis, Belladonna* • début brutal et fin brusque : *Belladonna, Eupatorium perf., Ignatia, Kali bich.*
faiblesse asthénie	(cf aussi "Psychisme" et "Système nerveux") *Agaricus, Alumina, Ambra gr., Ammonium carb., Anacardium, Antimonium tart., Apis, Argentum nitr., Arnica, Arsenicum alb., Baryta carb., Calcarea carb., Calcarea phos., Carbo veg., Caulophyllum, Causticum, China, Cocculus, Colchicum, Conium mac., Cuprum met.,*

Suite faiblesse ▸

► *faiblesse (suite)*

Ferrum met., Gelsemium, Helonias, Hydrastis, Hyosciamus, Iodum, Kali bichr., Kali carb., Kali phos., Lycopodium, Magnesia carb., Magnesia mur., Manganum, Medorrhinum, Mercurius cyan., Natrum carb., Natrum mur., Natrum sulf., Nitri acid., Nux mosch., Nux vom., Opium, Phosphorus, Psorinum, Pyrogenium, Ruta, Sepia, Silicea, Sulfur iod., Tuberculinum, Veratrum alb., Zincum met.

- < debout : *Natrum mur., Sepia, Sulfur*
- chronique : *Causticum*
- désir d'alcool, de stimulants : *Medorrhinum*
- feu de paille : faiblesse profonde après hyperactivité : *Phosphorus*
- hyposensibilité : *Alumina, Ambra gr., Opium*
- intense : prostation, torpeur, hébétude (cf aussi "Fièvre, états adynamiques") *Ailanthus, Ambra gr., Ammonium carb., Antimonium tart., Arnica, Arsenicum alb., Arum tr., Carbo veg., Caulophyllum, Colchicum, Gelsemium, Hyosciamus, Mercurius cyan., Mercurius sol., Nux mosch., Opium, Phosphorus, Zincum met.*
- moindre effort (au -) : *Calcarea carb.,*
  - avec afflux de sang à la tête et au thorax : *Spongia*
- règles (pendant) : *China, Cocculus*

---

fibreux (tissu -)

Causticum, Rhux tox., T.R.

---

fibrose

cf "sclérose"

---

fissures

Antimonium crud., Graphites, Mercurius cyan., Nitri acid.

---

fistules

Silicea

---

frilosité

cf "thermo-régulation"

---

froideur

- froideur objective du corps
  - mais sensation de brûlure intense : *Secale corn.*
  - même l'haleine : *Carbo veg.*
  - du collapsus (S. cholériforme) : *Veratrum alb.*

---

ganglions

- inflammations, hypertrophie (adénites) : *Baryta carb., Calcarea carb., Drosera, Graphites, Iodum, Kali iod., Kali mur., Medorrhinum, Mercurius sol., Phosphorus, Silicea, Spongia, Sulfur iod., Thuya, Tuberculinum*
  - molles et peu douloureuses : *Kali mur.*
  - très volumineuses : *Ailanthus*
- indurations : *Baryta carb., Calcarea fl.* (dureté pierreuse), *Conium mac., Iodum, Kali iod., Silicea*

---

gangrène

Secale corn.

---

glandes

- atrophie (seins, testicules) : *Iodum*
- inflammation, hypertrophie : *Aurum met., Baryta carb., Iodum, Kali iod., Mercurius sol., Pulsatilla, Silicea, Spongia, Thuya*
  - glandes salivaires, prostate, utérus : *Baryta carb., Calcarea carb., Kali iod.*
  - testicules, ovaires : *Pulsatilla, Spongia, Thuya*

Suite glandes ►▼

► *glandes (suite)*	- thyroïde : *Iodum, Kali iod., Spongia* • induration : *Aurum met., Baryta carb., Calcarea carb., Calcarea fl., Conium mac., Hydrastis, Iodum, Phytolacca*
gerçures	*Antimonium crud., Graphites, Nitri acid.*
hémorragies	cf "Circulation"
hernies	*Calcarea fl.*
hydrique (troubles de la répartition -)	*Natrum sulf., Thuya*
hypersensibilité hyperacuité	cf "Neurologie"
inconstantes (manifestations)	*Ignatia*
indurations	*Aurum met., Baryta carb., Calcarea fl., Causticum,* (fibreuses), *Conium mac., Hydrastis, Iodum, Mercurius sol.*
infections	(cf aussi "inflammations et suppurations) *Hepar s., Pyrogenium, Silicea* • récidivantes : Medorrhinum, Psorinum
inflammations	*Aconit, Argentum nitr., Asa fœt., Apis, Aurum met., Baryta carb., Belladonna, Bryonia, Calcarea carb., Cantharis, Capsicum, Iodum, Hepar s., Kali bich., Kali mur., Lachesis, Mercurius corr., Mercurius sol., Phosphorus, Phytolacca, Psorinum, Silicea, Sulfur iod., Tuberculinum, Vipera* • brutales, violentes : *Aconit, Apis, Belladonna* • subaiguës et chroniques : *Kali mur.*
intermittence des symptômes	*China*
kystes	cf "néoformations"
latéralité	• droite : *Chelidonium, Lycopodium, Podophyllum, Sanguinaria* • gauche : *Lachesis, Natrum sulf.,* (sauf foie, côlon D et hanche D), *Spigelia, Thuya* • de G vers la D : *Lachesis* • de D vers la G : *Lycopodium* • les troubles débutent souvent à G : *Cuprum met.,*
lenteur	*Baryta carb., Calcarea carb., Carbo veg., Graphites*
mobiles (manifestations)	*Ignatia*
néoformations (kystes, végétations, polypes)	(cf aussi "Peau, condylomes") *Calcarea carb., Magnesia mur., Medorrhinum, Natrum sulf., Nitri acid., Sanguinaria, Thuya*

neuro-végétatifs (troubles -)	(cf aussi "Psychisme" et les divers appareils concernés) *Aconit, Actaea, Argentum nitr., Gelsemium, Ignatia, Lilium tigr., Nux vom., Platina, Spigelia.*
oedèmes	*Apis, Arsenicum alb., China, Colchicum, Ferrum met., Graphites, Iodum, Kali carb., Kali iod., Kali mur., Vipera* • luisant, rosé : *Apis, Kali mur.* • empâtement mou : *Kali mur.* • rouge ou rosé, avec prurit piquant et brûlant : *Urtica ur.*
odeur (mauvaise - générale)	*Psorinum, Sulfur* • poursuivi par une odeur nauséabonde, fécaloïde : *Chelidonium*
paradoxales (manifestations)	*Ignatia*
parasitoses (tendance aux -)	*Psorinum, Sepia, Silicea, Sulfur*
périodicité des symptômes	*Alumina, Arsenicum alb., China, Cuprum met., Ipeca, Iris vers., Kali bichr., Kali carb., Natrum mur., Magnesia carb., Mezereum, Psorinum, Sabadilla, Sanguinaria, Sulfur, Tuberculinum, T.R., Urtica ur.*
pléthore	*Aurum met., Sulfur, Veratrum vir.*
polypes	cf "néoformations"
ptoses	*Calcarea fl., Natrum carb., Podophyllum, Sepia*
raideur	*Causticum, Rhus tox., T.R.*
ralentissement général	*Carbo veg.*
réaction (manque de -)	cf "anergie"
rechutes, récidives	*Medorrhinum, Psorinum, Thuya, Tuberculinum*
relâchement	(cf aussi "ptoses") *Aurum met., Calcarea fl.*
sclérose	*Aurum met., Baryta carb., Causticum, Iodum, Lycopodium, Phosphorus, Phytolacca, Plumbum met., Silicea, T.R.*

sénilité précoce

Agaricus, Ambra gr., Baryta carb., Lycopodium

- parésies : *Causticum, Conium mac., Gelsemium*

séreuses

- inflammation : *Apis, Bryonia, Cantharis, Colchicum, Ferrum phos., Ranunculus, Sticta, Tuberculinum*
- épanchements : *Apis, Bryonia, Colchicum, Kali carb., Kali mur., Ranunculus*

somnolence

Ammonium carb., Antimonium crud., Antimonium tart., Ferrum phos., Gelsemium, Graphites, Natrum sulf., Nux mosch., Nux vom., Opium

- après repas : *Calcarea carb., Carbo veg., Causticum, China, Kali carb., Lycopodium, Natrum mur., Nux mosch., Nux vom., Opium, Phosphorus, Sulfur, Thuya*

soutien (tissus de -)

Calcarea fl., Natrum carb., Natrum mur., Sepia

spasmes

Actaea, Agaricus, Ambra gr., Anacardium, Arsenicum alb., Asa fœt., Aurum met., Belladonna, Cactus, Causticum, Chamomilla, Cina, Cocculus, Colocynthis, Crocus, Croton Cuprum met., Dioscorea, Hyosciamus, Ignatia, Ipeca, Lycopodium, Magnesia phos., Mercurius sol., Naja, Natrum mur., Nux vom., Platina, Plumbum met., Sabadilla, Secale corn., Spigelia, Stramonium, Veratrum alb., Veratrum vir., Zincum met.

- spasmophilie (cf aussi les diverses manifestations) : *Actaea rac., Ambra gris., Crocus, Hyosciamus, Ignatia, Moschus, Platina*

superficielles (manifestations)

Ignatia

suppurations

Calcarea fl., Calcarea sulf., Graphites, Hepar s., Kali bich., Luesinum, Mercurius sol., Mezereum, Pyrogenium, Silicea

thermo-régulation (troubles de la -)

Antimonium crud., Arsenicum alb., Calcarea carb., Graphites, Natrum carb., Phosphorus, Psorinum, Sepia, Sulfur

- frilosité : *Actaea rac., Arsenicum alb., Baryta carb., Calcarea carb., Calcarea phos., Capsicum, Dulcamara, Eupatorium perf., Ferrum met., Graphites, Kali bich., Kali carb., Kali phos., Kreosotum, Lycopodium, Magnesia mur., Natrum carb., Natrum mur., Natrum sulf., Nitri acid., Nux mosch., Nux vom., Psorinum, Pulsatilla, Sepia, Silicea*
  - mais > au grand air frais : *Lycopodium, Sepia*
- hypersensibilité au froid : *Actaea rac., Baryta carb., Calcarea carb., Eupatorium perf., Hepar s., Kali phos., Natrum mur., Psorinum, Rhus tox., Silicea, Tuberculinum*
- intolérance à la chaleur : *Antimonium crud., Lachesis, Lycopodium, Natrum carb., Pulsatilla, Sulfur*

transports (mal des -)

Bryonia, Cocculus, Nux vom., Petroleum

traumatismes	*Arnica* (toujours), *Ledum* • sein : *Conium mac.*, • chirurgie : *Hypericum, Staphysagria* • exercices violents : *Rhus tox.*
ulcérations	*Asa fœt., Calcarea fl., Kali bich., Kali iod., Lachesis, Luesinum, Mercurius corr., Mercurius sol., Mercurius cyan., Nitri acid., Secale corn.*
variabilité des symptômes	*Actaea rac., Ignatia, Pulsatilla, Sanguinaria, Tuberculinum*
verminose	• tendance à la - : *Lycopodium, Psorinum, Sepia, Silicea, Sulfur* • troubles réflexes dus à la - : *Allium cepa, Chamomilla, Cina, Sabadilla, Silicea, Spigelia*
violence des symptômes	*Aconit, Apis, Belladonna, Spigelia*

Génital féminin

gonorrhée	*Cantharis,Capsicum, Mercurius corr.*
hémorragies	(cf aussi "hyperménorrhée", "ménopause", "grossesse" "Circulation; hémorragies") *Belladonna, Calcarea carb., Chamomilla, China, Drymis Helonias, Ipeca, Kreosotum, Ledum, Phosphorus, Sabina, Sanguinaria, Secale corn.*
hypersensibilité des organes génitaux	*Hyosciamus, Platina, Staphysagria*
inflammations aiguës (vaginite, métrite...)	(cf aussi "Muqueuses; inflammations") *Cantharis, Kreosotum* (sanguinolentes), *Mercurius corr.*
ménopause	(cf aussi "aménorrhée", "Circulation ; bouffées de chaleur") : *Actaea rac., Glonoïn, Graphites, Kali carb., Lachesis, Lilium tigr., Pulsatilla, Sanguinaria, Secale corn., Sepia, Sulfur*
ovaires	• douleurs : - névralgies : *Colocynthis, Naja* - G : *Actaea rac., Lachesis, Lilium tigr., Naja, Thuya* - D : *Lycopodium, Platina, Sanguinaria* • hypertrophie : *Spongia* • induration : *Conium mac.* • inflammation : *Apis* (D), *Belladonna* (D), *Cantharis* • insuffisance : *Graphites, Kali carb., Pulsatilla, Sepia*
prolapsus	*Aurum met., Calcarea fl., Fraxinus, Helonias, Natrum carb., Podophyllum, Ruta, Sepia*
prurit vulvo-vaginal	• insupportable : *Urtica ur.* • voluptueux : *Ambra gr., Platina* • règles (avant) : *Graphites* • verminose : *Cina, Sabadilla*
puberté difficile	(cf aussi "règles") *Actaea rac., Calcarea carb., Kali carb., Pulsatilla*
sensations	• intense pesanteur utérine ("bearing-down") : *Actaea rac., Agaricus, Belladonna, Crocus, Fraxinus, Helonias, Lilium tigr., Natrum carb., Natrum mur., Platina, Sepia* • constriction : *Cactus* • elle "sent son utérus" : *Aesculus, Helonias*

UTÉRUS

(cf aussi dans "Généralités" et "Muqueuses" : "congestion", "hypertrophie", "indurations", "infections" "inflammations", "polypes", "spasmes", "ulcérations", etc...

congestion	*Aesculus, Aurum met., Crocus, Fraxinus, Helonias., Magnesia mur.*
hypertrophie	*Aurum met., Baryta carb., Fraxinus*
indurations, fibrômes	*Aurum met., Baryta carb., Calcarea carb., Calcarea fl. Fraxinus, Magnesia mur., Thuya.*
métrite	*Kali bich., Mercurius corr., Mercurius sol.,* • chronique : *Natrum carb., Turberculinum*
polypes	*Calcarea carb., Magnesia mur., Nitri acid., Phosphorus, Sanguinaria, Thuya*
spasmes	*Magnesia phos., Secale corn., Veratrum vir, Viburnum.*
ulcérations du col	*Argentum nitr., Mezereum*

RÈGLES

aménorrhée	*Apis, Calcarea carb., Euphrasia, Ferrum met., Graphites, Kali carb., Lilium tigr. Natrum carb., Natrum mur., Phosphorus, Pulsatilla, Sanguinaria, Veratrum alb.* • suite de bain froid : *Antimonium crud., Calcarea carb., Pulsatilla* • suite de frayeur : *Apis, Opium, Veratrum alb.* • avec bouffées de chaleur et névralgie temporale D : *Sanguinaria* • avec catarrhe oculo-respiratoire : *Euphrasia* • avec hémorragies vicariantes : *Crocus, Ferrum met., Graphites, Phosphorus, Pulsatilla, Sepia* • avec vertiges : *Lilium tigr.*
brûlantes et irritantes	*Kreosotum, Natrum sulf., Sulfur*
caillots	*Belladonna, Cactus, Kali mur., Lilium tigr., Magnesia mur., Natrum sulf., Sabina*

congestion utérine avec sens de pesanteur rectale	*Aloe, Sepia*
couleur	• noir : *Cactus, Kali mur., Lachesis, Magnesia mur., Magnesia phos., Secale corn.* • foncé : *Magnesia carb.* • pâle : *Alumina, Kali phos., Natrum carb., Sepia, Viburnum* • rouge brillant : *Sabina*
douleurs, dysménorrhée	*Actaea rac., Anacardium, Belladonna, Caulophyllum, Chamomilla, Cocculus, Colocynthis, Crocus, Cyclamen, Dioscorea, Ferrum phos., Gelsemium, Ignatia, Ipeca, Lachesis, Magnesia phos., Nux vom., Plumbum met., Pulsatilla, Sabina, Sepia, Veratrum alb., Veratrum vir., Viburnum* • douleur intermittentes irradiant au loin : *Caulophyllum*
en avance	*Ammonium carb., Belladonna, Cactus, Calcarea carb., Caulophyllum, Helonias, Ipeca, Magnesia phos., Nux vom., Platina, Sabina, Tuberculinum*
en retard	*Kali phos., Magnesia carb., Natrum carb., Pulsatilla, Sepia, Viburnum*
fatigantes	*Actaea rac., Ammonium carb., Calcarea carb., Helonias*
hyperménorrhée (R longues et/ou fortes)	*Ammonium carb., Ammonium mur., Belladonna, Calcarea carb., China, Cocculus, Crocus, Cyclamen, Drymis, Fraxinus, Helonias, Ipeca, Kali carb., Kali mur., Kreosotum, Ledum, Lycopodium, Magnesia mur., Mercurius sol., Nux vom., Platina, Ruta, Sabina, Secale corn., Tuberculinum.* • des jeunes filles anémiques : *Ferrum phos.*
hypoménorrhée	*Alumina, Caulophyllum, Cyclamen, Euphrasia, Graphites, Kali carb., Kali phos., Lilium tigr., Magnesia carb., Natrum carb., Phosphorus, Pulsatilla, Sepia, Viburnum*
intermittentes	*Cyclamen, Kreosotum, Nux vom.* • coulant quand elle est assise : *Ammonium carb.* • coulant surtout le jour : *Causticum, Lilium tigr., Pulsatilla* • coulant surtout à la marche : *Lilium tigr.* • seulement la nuit : *Ammonium carb., Magnesia carb.* • cessant dès qu'elle est couchée : *Cactus* • par paroxysmes : *Sabina*
irrégulières	*Actaea, rac., Nux vom., Pulsatilla, Secale corn.*
métrorragies	*Ambra gr., Calcarea carb., China, Crocus, Drymis., Ipeca, Magnesia mur., Phosphorus, Sabina, Secale corn.*

odeur	• mauvaise : *Kreosotum,* (fétides), *Secale corn.*
prurit	• *Kreosotum*
tardif (établissement -)	• puberté difficile : *Calcarea carb., Ferrum met., Graphites, Kali carb., Natrum mur., Pulsatilla*

LEUCORRHÉES (cf aussi "Sécrétions, excrétions")

abondantes, profuses	*Alumina, Ammonium mur., Caulophyllum, Fraxinus, Hydrastis, Luesinum, Petroleum*
blanches	*Graphites, Kali mur., Silicea.*
blanc d'œuf (comme du -)	*Alumina, Calcarea phos., Mezereum*
brûlantes	*Arsenicum alb., Mercurius corr., Mercurius sol., Silicea, Sulfur*
constantes	*Hydrastis, Kali bich., Mercurius sol.*
douces, non irritantes	*Fraxinus, Kali mur., Pulsatilla*
douleur et faiblesse lombo-sacrée (avec-)	*Aesculus*
douleur ombilicale	*Ammonium mur.*
épaisses	*Aesculus, Kali mur., Natrum sulf., Pulsatilla, Thuya*
fétides	*Argentum nitr., Sanguinaria, Sepia*
filantes	*Hydrastis, Kali bich.*
irritantes, âcres acides, corrosives	*Aesculus, Alumina, Arsenicum alb., Calcarea carb., Caulophyllum, Graphites, Helonias, Hydrastis, Iodum, Kreosotum, Lachesis, Lilium tigr., Mercurius corr., Mercurius sol., Mezereum, Natrum mur., Natrum sulf., Nitri acid., Nux vom., Phosphorus, Sanguinaria, Sepia, Sulfur*
jaunes	*Aesculus, Chelidonium, Hydrastis, Kali bich., Lilium tigr., Natrum sulf., Pulsatilla, Sepia.*
lait caillé (comme du -)	*Calcarea carb., Helonias*

muco-purulentes, vert-jaunâtre	*Argentum nitr., Mercurius sol., Natrum sulf., Thuya*
pruriantes	*Anacardium, Mercurius sol., Petroleum*
règles	• avant : *Alumina, Pulsatilla* • après : *Hydrastis* • vicariantes : *Graphites, Phosphorus*
visqueuses, gluantes	*Hydrastis, Kali bich., Kali mur.*

SEXUALITÉ

aversion pour le coït	*Ignatia, Graphites, Lachesis, Sepia*
douleurs	• coït douloureux suivi de saignements : *Argentum nitr.* • vaginisme : *Berberis, Platina, Thuya*
excitation	*Agaricus, Calcarea phos., Crocus, Dioscorea, Hyosciamus, Kali phos., Lachesis, Lilium tigr., Medorrhinum, Moschus, Natrum sulf., Nux vom., Phosphorus, Sabina* • < pendant les règles et pendant l'allaitement : *Calcarea phos.* • mais le coït l'épuise : *Kali phos.* • hypersexualité pathologique : *Platina* • manie érotique : *Cantharis, Hyosciamus, Lachesis, Phosphorus, Platina, Veratrum alb.* • nymphomanie : *Platina* • onanisme : *Platina, Staphysagria*
faiblesse	*Agaricus, Conium mac.* • après le coït : *Calcarea carb., Conium mac., Graphites, Kali carb., Kali phos., Phosphorus, Sepia, Silicea*
frigidité	*Gelsemium, Graphites, Lachesis, Natrum mur., Phosphorus, Sepia*
obsession	*Staphysagria*

SEINS

atrophiés	*Iodum*

enflammés	• chauds, durs, douloureux - rouges : *Belladonna* - pâles : *Bryonia* • mastite molle peu douloureuse : *Kali mur.*
fissures des mamelons	*Graphites, Phytolacca*
galactorrhée	*Pulsatilla*
glacés	*Medorrhinum*
indurés, mastosiques	*Calcarea fl.*, (dureté pierreuse), *Conium mac.*, *Hydrastis, Iodum, Phytolacca*
lactation (difficulté de -)	*Phytolacca, Sabal ser., Urtica urens*
mous, relâchés, avec noyaux douloureux	*Conium mac.*
prémenstruel (syndrome -)	*Conium mac., Cyclamen* (et post-menstruel), *Phytolacca*
tétée douloureuse	• pendant, la douleur irradie à tout le corps : *Phytolacca* • après : *Sabal ser.* • sensation que les seins sont tirés en arrière : *Croton*
traumatisme (suite de –)	*Arnica, Conium mac.*

GROSSESSE

accouchement	*Actaea rac., Caulophyllum, Cuprum met., Gelsemium, Nux vom., Secale corn.*
avortement (menace d'-)	*Crocus, Ruta, Sabina, Secale corn,.* • suite d'émotion : *Gelsemium*
crampes	*Secale corn.*
hémorragies	• sang très rouge : *Phosphorus, Sabina* • sang noir : *China, Secale*
post-partum	• douleurs : *Caulophyllum, Secale corn.* • hémorragies : *Secale corn.* • lombalgies : *Helonias*
vomissements	*Actaea rac., Ipeca, Nux vom., Psorinum.*

Génital masculin

blennorragie	*Cantharis, Capsicum, Mercurius corr., Natrum sulf., Pulsatilla, Sepia, Silicea, Thuya*
cordon spermatique	• hypertrophie douloureuse : *Spongia* • douleur déchirante et brûlante : *Berberis, Pulsatilla* • névralgie : *Lycopodium* (D), *Rhododendron*
épididyme	(cf aussi "orchi-épididymite") • névralgie épididymaire : *Colocynthis*
hypersensibilité des organes génitaux	*Hyosciamus, Staphysagria*
induration (en général)	*Calcarea fl.* (dureté pierreuse)
orchi-épididymite	*Aurum met., Cantharis, Pulsatilla, Rhododendron, Spongia*
prostate	• inflammation, hypertrophie : *Baryta carb., Sabal ser., Staphysagria, Thuya* • induration : *Baryta carb., Calcarea fl., Conium mac., Staphysagria*
spermatorrhée	*Anacardium, Gelsemium, Staphysagria*
testicules	(cf aussi "orchi-épididymite") • atrophie : *Iodum* • hypertrophie : *Spongia* (douloureuse) • **induration :** *Aurum met., Calcarea fl., Conium mac.* • oedème : *Aurum met.*

SEXUALITÉ

aversion pour le coït	*Graphites, Lachesis, Sepia*
éjaculation précoce	*Conium mac.*, (parfois à la seule vue ou pensée d'une femme), *Graphites, Lycopodium, Nux vom.*
épuisement après le coït	*Calcarea carb., China, Conium mac., Graphites, Kali carb., Kali phos., Phosphorus, Sabal ser., Sepia Silicea*

érection trop courtes	*Conium mac.*
excitation	*Agaricus, Anacardium, Calcarea phos., Dioscorea, Kali phos., Hyosciamus, Lachesis, Lycopodium, Medorrhiuum, Moschus, Natrum sulf, Nux vom., Sabina, Staphysagria* • intense : *Cantharis, Hyosciamus*
hyperactivité sexuelle suivie d'impuissance	*Dioscorea, Phosphorus*
impuissance	*Agaricus, Conium mac., Gelsenium, Graphites, Kali carb., Kali phos., Lycopodium, Natrum mur., Nux vom., Phosphorus, Sabal ser., Sepia*
manie érotique	*Hyosciamus, Veratrum alb.*

acidités, aigreurs	*Calcarea carb., Iris vers.*
adénoïdite	(cf aussi "amygdalite" et "pharyngite") aiguë ou chronique : *Baryta carb.*
alcooliques	gorge irritée des fumeurs alcooliques : *Capsicum*
amygdalite	(cf aussi "pharyngite") • aiguë (angine) : *Aconit, Apis, Arsenicum alb., Belladonna, Cantharis, Lachesis* (G ou G —› D), *Lycopodium* (D ou D —› G), *Mercurius corr., Mercurius cyan, Mercurius sol.* - grave, ulcéro-membraneuse : *Arsenicum alb., Ailanthus, Lachesis, Mercurius corr., Mercurius cyan.* - oedémateuse : *Apis* • aiguë ou chronique : *Baryta carb., Phytolacca* • chronique : *Sulfur iod., Tuberculinum*
douleurs	• écharde : *Apis, Argentum nitr., Hepar s., Kali carb., Natrum mur., Nitri acid., Sabadilla, Silicea* • irradiant vers les oreilles : *Gelsemium, Lachesis, Phytolacca* • < buvant chaud : *Apis, Belladona, Cantharis, Lachesis, Phytolacca, Spongia* • < buvant, mais >mangeant quelque chose de dur : *Ignatia*
écoulements	• cf "Sécrétions et excrétions"
fumeurs	gorge irritée des – alcooliques : *Capsicum*
luette	pendant en battant de cloche : *Apis*
paralysie pharyngée	*Causticum, Gelsemium*
pharyngite	*Arum triph., Belladonna, Capsicum, Kali bich., Kali iod., Mercurius corr., Mercurius sol., Phytolacca, Sabadilla, Sanguinaria* • folliculaire : *Aesculus* • oedémateuse : *Apis* • - avec coloration pourpre et ulcérations sanieuses : *Ailanthus* • vésiculaire ou aphteuse : *Cantharis*

rhino-pharyngite	• aiguë : *Bryonia, Hydrastis, Kali bich., Mercurius sol., Pulsatilla, Sticta* • chronique ou itérative : *Calcarea carb., Kali mur., Medorrhinum, Natrum carb., Natrum sulf., Pulsatilla, Silicea, Sticta, Sulfur iod., Thuya, Tuberculinum*
sensations	• boule : *Asa fœt., Ignatia* (boule "hystérique"), *Sepia* • constriction : *Lachesis, Moschus, Naja* • tampon dans l'œsophage ou le larynx : *Naja, Spongia*
spasmes pharyngés	(cf aussi "Généralités ; spasmes") *Belladonna, Hyosciamus, Stramonium*
trompe d'Eustache	catarrhe : *Kali mur.*
veines pharyngées	distendues et sinueuses : *Aesculus*

Langue

chargée	• à la base et propre à la pointe : *Nux vom.* • douloureuse, avec triangle rouge à la pointe : *Rhus tox.,* • enduit brunâtre et amer : *Natrum sulf.* enduit brunâtre comme de la moutarde : *Kali phos.* • en carte de géographie : *Arsenicum alb., Natrum mur.*
couleur	• blanche : *Antimonium crud.* (enduit laiteux), *Hydrastis, Kali carb., Pulsatilla, Sepia* (>pendant les règles) • jaunâtre : *Chelidonium* (sèche), *Mercurius sol.* (épaisse), *Natrum sulf.* (jaune verdâtre à la base) *Podophyllum* (moutarde) • blanche ou jaunâtre, avec raie rouge au milieu : • bords nets et enduit central jaune verdâtre :*Chionanthus* • rouge - ulcérée, craquelée : *Luesinum* - dans les états infectieux : *Apis, Arsenicum alb., Belladonna, Cantharis, Gelsemium, Phosphorus, Pyrogenium, Rhus tox.* (pointe)
gardant l'empreinte des dents	*Chelidonium, Hydrastis, Luesinum, Mercurius sol. Podophyllum*
paralysie	*Causticum, Gelsemium*
propre	*Arsenicum alb., Cina, Ipeca* (ou très légèrement blanche) • saburrale, devenant propre pendant les règles : *Sepia* • gardant l'empreinte des dents : *Ignatia*
sensations	• cheveu : *Natrum mur., Silicea* • sécheresse : *Natrum mur., Nux vom.*
varices à la base	*Pulsatilla, Thuya*

Locomotion

amyotrophie	*Plumbum met.*
articulations	cf "rhumatismes"
bourses séreuses (inflammation des –)	(cf aussi "Généralités ; séreuses") *Bryonia, Kali mur., Sticta*
crampes	*Actaea rac., Arnica, Causticum, Chamomilla, Colocynthis, Cuprum met., Hyosciamus, Lycopodium, Magnesia phos., Nux vom., Secale corn., Veratrum alb.*
dureté pierreuse des lésions (tendons, ligaments, aponévroses)	*Calcarea fl.*
entorses	*Calcarea fl., Ledum, Natrum carb., Rhus tox., Sepia*
étirer (besoin de s'—)	*Graphites, Thuya*
exercice (suite de –)	*Arnica, Rhus tox.*
froid humide (suite de –)	*Bryonia, Dulcamara, Natrum sulf.*
goutte	*Colchicum, Ledum, Lycopodium, Rhododendron, Sabina, Urtica ur.*
hyperlaxité ligamentaire	cf "entorses"
myoclonies	*Agaricus, Belladonna, Cuprum met., Hyosciamus, Ignatia, Sabadilla, Stramonium, Zincum met.*
raideur	*Nux vom., Pulsatilla, Sticta, Thuya, T.R.* • et rétraction : *Causticum* • douleur et ankylose : *Rhus tox.*
rétraction	*Causticum, T.R.* • sens. de — des tendons : *Ammonium mur., Graphites, Pulsatilla*
rhumatismes	*Actaea rac., Bryonia, Caulophyllum, Cyclamen, Dulcamara, Ferrum met., Kali bich., Kali carb., Kali mur., Lycopodium, Ledum, Manganum, Medorrhinum, Natrum sulf., Phytolacca, Rhododendron, Rhus tox., Sticta, T.R., Urtica ur.*

rhumatismes suite ▸

Locomotion

▸ *rhumatismes (suite)*	• aigu inflammatoire : *Aconit, Apis, Bryonia, Colchicum, Ferrum phos.* • erratique : *Caulophyllum, Colchicum, Ferrum phos., Kali bichr., Ledum, Pulsatilla* • évoluant du bas du corps vers le haut : *Ledum*
synoviale	• inflammation : *Bryonia, Colchicum, Tuberculinum* • épanchement : *Apis, Colchicum, Kali mur.* • sans épanchement : *Sticta*
tendinite	(cf aussi "Généralités ; tissu fibreux") • chronique et subaiguë avec crépitation neigeuse : *Kali mur.*

OS

caries, nécroses	*Asa fœt., Aurum met., Kali bich., Kali phos., Luesinum, Mezereum, Phosphorus*
consolidation (retard de –)	*Calcarea phos., Silicea*
croissance	• trop rapide : *Phosphorus* • retard de – : *Calcarea phos., Silicea*
douleurs osseuses	*Aurum met., Eupatorium perf., Kali bich., Lachesis, Luesinum, Manganum, Mezereum, Phytolacca, Ruta* • < nuit : *Asa fœt., Aurum met., Luesinum, Mercurius sol., Phytolacca* • douleur au toucher et à la percussion des os : *Luesinum*
exostoses	*Aurum met., Calcarea carb., Calcarea fl.*
fistules	(cf aussi "ostéite") *Hepar sulf., Mezereum, Silicea*
inflammation, hypertrophie, induration	*Aurum met., Kali bich., Kali iod., Phytolacca, Silicea*
ostéite	(cf aussi "Généralités ; infection") *Aurum met., Mercurius sol., Mezereum, Phosphorus, Silicea* • chronique : *Aurum met., Silicea*
périostite	• face, pariétaux, tibias : *Cyclamen, Kali bich., Manganum, Mercurius sol., Mezereum, Phytolacca*
rachitisme (hypertrophies du –)	*Calcarea carb., Calcarea fl., Calcarea phos., Silicea*

Membres ; extrémités

GÉNÉRALITÉS

brûlure	sens. de – aux extrémités, qu'il découvre : *Medorrhinum, Sulfur*
circulatoires (troubles –)	acrodynie, acroparesthésies, syndrome de Raynaud : *Arsenicum alb., Calcarea fluor., Graphites, Pulsatilla, Secale corn.*
engelures	*Agaricus, Pulsatilla*
irrégularités thermiques	*Sulfur*
refroidissement	*Aloe, Calcarea phos., Dulcamara, Pulsatilla* • froid glacial : *Veratrum alb.* • malgré congestion passive et sueurs chaudes du reste du corps : *Opium*

MEMBRES SUPÉRIEURS

engourdissement du bras	• G : *Cactus* • D : *Lilium tigr.*
épaule et bras D (douleurs)	*Bryonia, Chelidonium, Colocynthis, Ferrum phos., Kali carb., Ranunculus, Rhododendron, Sanguinaria* • avec hépatomégalie chez l'alcoolique : *Ranunculus*
deltoïde	• G : *Ferrum met.* • D : *Sanguinaria*
mains	• brûlure (sens. de –) : *Lachesis, Medorrhinum, Phosphorus, Sanguinaria* (palmo-plantaire) • Dupuytren (maladie de –) : *Causticum, T.R.* • éruptions crevassées des doigts (cf aussi "Peau") : *Calcarea carb., Graphites, Natrum carb., Nitri acid. Petroleum,* • lave (se – les mains sans cesse) : *Luesinum* • maladresse, laisse tomber les objets : *Agaricus, Apis, Natrum mur.* • oedème et bouffissure des doigts : *Kali carb.* - G : *Cactus* • pouce plié dans le poing pendant les crises : *Cuprum met.* • sueurs fétides : *Silicea* • veines apparentes : *Thuya*

Membres

syndrome de Raynaud

- amélioré par :
  - frais : *Pulsatilla*
  - froid : *Secale corn*
  - chaleur : *Arsenicum alb., Calcarea fluor.*
- aggravé par :
  - froid : *Pulsatilla*
  - chaleur : *Secale corn.*

MEMBRES INFÉRIEURS

généralités

- agitation nerveuse : *Graphites, Kali phos., Medorrhinum, Zincum met.* (impatiences)
- faiblesse avec tremblements
  - et incoordination : *Gelsemium*
  - et engourdissement : *Conium mac.*
- parésie : *Nux vom.*

hanches

Ferrum met., Natrum sulf (D)

tendon d'Achille (douleurs)

Actaea rac., Graphites, Natrum carb., Natrum sulf.

chevilles

- faiblesse : *Calcarea fl., Causticum, Medorrhinum, Natrum carb., Psorinum*
- oedème et bouffissure : *Kali carb.*

pieds

- brûlure (sens. de – plantaire) : *Psorinum, Sanguinaria* (palmo-plantaire), *Sulfur*
- chauds : *Sulfur*
- froids : *Calcarea carb., Calcarea phos., Kali carb., Psorinum, Sepia, Silicea*
  - D : *Chelidonium, Lycopodium, Sulfur*
  - G : *Psorinum*
- hypersensibilité de la plante des pieds et des talons : *Antimonium crud., Baryta carb., Lycopodium, Medorrhinum, Silicea*
- sueurs : *Silicea*
  - froides et offensives : *Baryta carb.*
- talalgie : *Chelidonium* (D), *Ferrum met.*
- zônes cornées très douloureuses sur la plante : *Antimonium crud., Ranunculus*

sciatique

(cf "Système nerveux ; névralgies")

Métabolismes

acétonémie	*Lycopodium, Senna*
amaigrissement	*Hydrastis, Iodum, Kali iod., Kali phos., Kreosotum, Plumbum met., Silicea, Sulfur iod.* • important malgré boulimie : *Iodum, Natrum mur., Psorinum, Secale corn., Silicea, Sulfur iod., Tuberculinum* • principalement du haut du corps : *Natrum mur.* • progressif, dépérissement : *Kali phos.*
assimilation défectueuse	*Calcarea carb., Calcarea phos., Silicea*
goutte	*Colchicum, Lycopodium, Sabina* • hyperuricémie : *Lycopodium, Rhus tox., Urtica ur.*
obésité (*)	*Antimonium crud., Calcarea carb., Graphites, Sulfur, Thuya*
oxalurie	*Rhus tox.,* • des pléthoriques : *Aloe*
urémie	cf "Système urinaire ; néphrites"
vieillissement prématuré	*Lycopodium*

(*) Cf pour plus de développement : "L'approche homéopathique des obésités", du même auteur, aux éditions IPREDIS.

Muqueuses

aphtes	(cf aussi "Généralités ; ulcérations") : *Cantharis*
atrophie	*Iodum*
bouffées vaso-motrices	cf "Circulation ; bouffées de chaleur"
bouffissure	(cf aussi "Généralités : oedème") : *Ferrum met.*
catarrhe	(cf aussi "Sécrétions et excrétions") : *Antimonium crud., Antimonium tart., Belladonna, Carbo veg., Bryonia, Euphrasia, Gelsemium, Hydrastis, Ipeca, Kali bich., Medorrhinum, Mercurius sol., Natrum carb., Natrum mur., Natrum sulf., Petroleum, Pulsatilla, Sepia, Tuberculinum* • épais : *Alumina*
congestion	cf "inflammation"
écoulements	cf "Sécrétions et excrétions"
éruptions vésiculeuses	*Cantharis*
fissures, gerçures	*Antimonium crud., Graphites, Mercurius cyan., Nitri acid.,*
hypertrophie	*Iodum, Kali bich.*
indurations	*Iodum*
infections persistantes	*Medorrhinum*
inflammation, irritation, congestion	*Ammonium mur., Apis, Argentum nitr., Arsenicum alb., Arum tr., Belladonna, Bryonia, Calcarea carb., Cantharis, Capsicum, Colocynthis, Croton, Ferrum phos., Gelsemium, Graphites, Iodum, Ipeca, Kali bich., Kali iod., Kali mur., Medorrhinum, Mercurius corr., Mercurius cyan., Mercurius sol., Mezereum, Natrum mur., Natrum sulf., Nitri acid., Petroleum, Phosphorus, Phytolacca, Podophyllum, Psorinum, Pulsatilla, Ranunculus, Sabadilla, Sanguinaria, Sulfur iod., Thuya, Tuberculinum* • gonflement et brûlure : *Aesculus, Mercurius corr.,* • hypersécrétion : *Capsicum*

Suite inflammation ▸

▸ *inflammation (suite)*	• jonction peau – muqueuses : *Nitri acid.* • modérée avec mouvements spasmodiques d'expulsion : *Ipeca* • oedémateuse : *Apis, Kali iod., Kali mur., Mercurius corr.* • prolifération : *Thuya* • spasmes : *Colocynthis, Capsicum, Croton, Mercurius corr.* • rougeur vive : *Arum tr., Belladonna* • subaiguë et chronique : *Kali mur.*
lividité	*Ailanthus*
pâleur	*Ferrum met.*
polypes, condylomes	*Medorrhinum, Natrum sulf., Nitri acid., Sanguinaria, Thuya*
sclérose	*Iodum*
sécheresse	*Alumina, Belladonna, Bryonia, Hyosciamus, Lachesis, Lycopodium, Naja, Natrum mur., Nux vom., Spongia*
suppuration	*Calcarea fl., Calcarea sulf., Capsicum, Hepar s., Luesinum, Mercurius sol., Pyrogenium, Silicea*
ulcérations	*Argentum nitr., Arum tr., Calcarea fl., Cantharis, Hepar s., Hydrastis, Kali bich., Kreosotum, Lachesis, Luesinum, Mercurius corr., Mercurius cyan., Mercurius sol., Mezereum* • bleuâtres : *Lachesis* • brûlantes : *Hydrastis* • emporte – pièce : *Kali bich.* • s'étendant rapidement : *Mercurius cyan, Mercurius sol.* • torpides à bords hypersensibles : *Hepar s.*

Neurologie *(cf aussi "Psychisme")*

agitation	cf "Généralités"
ataxie, incoordination	*Agaricus, Alumina, Argentum nitr., Gelsemium, Natrum mur., Phosphorus* • démarche traînante avec tendance à tomber en avant : *Manganum*
bégaiement	• verminose : *Spigelia*
carphologie	*Arum tr., Hyosciamus, Opium*
contraction de muscles isolés, spasmes cloniques	*Actaea rac., Agaricus, Belladonna, Crocus, Cuprum met., Hyosciamus, Ignatia, Magnesia phos., Mercurius sol., Phosphorus, Sabadilla, Thuya, Zincum met.*
convulsions	*Actaea rac., Agaricus, Belladonna, Causticum, Cina, Cocculus, Cuprum met., Gelsemium, Hyosciamus, Ignatia, Ipeca, Magnesia phos., Nux vom., Opium, Platina, Plumbum met., Stramonium, Veratrum vir. Zincum met.*
défaillances	cf "lipothymies"
engourdissement	cf " Sensations"
équilibre (troubles de l'–)	*Argentum nitr.*
extra-pyramidal (syndrome–)	*Manganum*
génital (manifestations liées à un trouble –)	*Actaea rac.*
hébétude	cf "Généralités ; faiblesse"
hoquet	*Hyosciamus, Ranunculus, Veratrum vir.*
hyperréflectivité	*Nux vom.*
hypersensibilité hyperesthésie	• en général : *Ambra gr., Asa fœt., Belladonna, Cantharis, Causticum, Chamomilla, China, Cina, Cocculus, Colchicum, Croton, Cuprum met., Ferrum met., Gelsemium, Hepar s., Hyosciamus, Ignatia, Kali phos., Lachesis, Magnesia carb., Magnesia phos., Natrum mur., Natrum sulf., Nux mosch., Nux vom., Phosphorus, Plumbum, Silicea, Spigelia, Staphysagria, Zincum met.*

suite hypersensibilité, hyperesthésie ▸

▸ *hypersensibilité, hyperesthèsie (suite)*

- bruit : *Belladonna, China, Cocculus, Coffea, Colchicum, Ferrum met., Kali phos., Lachesis, Natrum carb., Nux vom., Silicea, Zincum met.*
- chaleur : *Lachesis, Sulfur*
- courants d'air : *Belladonna, China, Nux vom.,*
- douleur : *Aconit, Asa fœt., Chamomilla, Coffea, Colchicum, Hepar s., Kali phos.*
- froid (cf aussi "frilosité") : *Belladonna, Calcarea carb., China, Colchicum, Eupatorium perf., Hepar s., Kali phos., Lachesis, Natrum mur., Nux vom., Psorinum, Rhus tox., Silicea, Tuberculinum*
- humidité ambiante : *Colchicum, Natrum sulf., Thuya*
- lumière : *Belladonna, Colchicum, Mercurius sol., Nux vom., Silicea*
- mouvement : *Cocculus*
- musique : *Ambra gr., Graphites, Natrum carb., Natrum mur., Natrum sulf., Nux vom., Sabina, Thuya*
- odeurs : *Arsenicum alb., China, Graphites, Ignatia, Nux vom., Phosphorus, Pulsatilla, Sanguinaria, Sepia*
  - cuisine : *Arsenicum alb., Colchicum, Sepia*
- pression : le lit semble dur : *Arnica, Nux mosch., Pyrogenium*
- stimulants : *Zincum met* (alcool +)
- tabac : *Cocculus, Gelsemium, Ignatia, Nux vom., Phosphorus, Spigelia, Staphysagria*
- toucher, moindre contact : *Apis, Arnica, Belladonna, Bryonia, Cantharis, Capsicum, China, Coffea, Colchicum, Hepar s., Ignatia, Kali phos., Lachesis, Nux vom., Plumbum, Ranunculus, Spigelia, Staphysagria*

hyposensibilité	*Alumina, Ambra gr., Cocculus, Opium, Phosphorus*
irritation, inflammation aiguë	*Aconit, Apis, Belladonna, Cantharis*
lipothymies	*Actaea rac., Ambra gr., Ammonium carb., Chamomilla, China, Ignatia, Lachesis, Lilium tigr., Moschus, Nux mosch., Phosphorus, Platina, Pulsatilla, Sepia.*
maladresse : laisse tomber les objets	*Agaricus, Apis, Natrum mur.*
méningite	*Apis, Belladonna, Bryonia, Cantharis, Veratrum vir.*
mouvements involontaires	(cf aussi "convulsions") *Crocus,, Stramonium, Zincum met.*
névralgies	*Aconit, Actaea rac., Allium cepa, Ammonium mur., Arsenicum alb., Bryonia, Chamomilla, Coffea, Colocynthis, Dioscorea, Dulcamara, Gelsemium, Hypericum, Luesinum, Magnesia carb., Magnesia phos., Medorrhinum, Mezereum, Natrum sulf., Nux vom., Platina, Plumbum met., Ranunculus, Rhododendron, Spigelia, Thuya* • des moignons : *Allium cepa, Ammonium mur.*

oedème aigu cérébro-méningé	*Apis*
paralysies, parésies	*Alumina, Antimonium tart., Apis, Argentum nitr., Arsenicum alb., Baryta carb., Causticum, Cocculus, Colchicum, Conium mac., Gelsemium, Kali phos., Mercurius sol., Naja, Nux vom., Opium, Phosphorus, Plumbum met., Rhus tox.* • ascendante : *Conium mac., Manganum, Naja, Vipera* • des extenseurs : *Plumbum met.* • incomplètes : *Mercurius sol.* • localisées : *Causticum, Dulcamara, Gelsemium* • des membres avec engourdissement : *Alumina, Nux vom., Rhus tox.*
paresthésies	*Nux vom., Plumbum met.*
tics	cf "convulsions, spasmes" *Agaricus, Hyosciamus, Lycopodium*
torpeur, prostration	cf "Généralités; faiblesse"
tremblements	*Agaricus, Argentum nitr., Arsenicum alb., China, Cocculus, Coffea, Conium mac., Gelsemium, Hyosciamus, Iodum, Lachesis, Medorrhinum, Mercurius sol., Natrum sulf., Opium, Phosphorus, Rhus tox., Thuya, Zincum met.*
verminose (troubles réflexes)	*Chamomilla, Cina, Sabadilla, Silicea, Spigelia*
vertiges	*Actaea rac., Alumina, Argentum nitr., Bryonia, Calcarea carb., China, Cocculus, Conium mac., Cyclamen, Gelsemium, Kali bichr., Lachesis, Lycopodium, Magnesia mur., Mercurius sol., Natrum sulf., Nux vom., Petroleum, Phosphorus, Thuya, Veratrum vir.* • fermant les yeux : *Argentum nitr., Lachesis, Thuya* • se levant du lit : *Bryonia, Conium mac., Magnesia mur., Phosphorus* • se tournant dans le lit, tournant la tête ou même seulement les yeux : *Conium mac.* • au réveil : se recouche : *Pulsatilla*

Nez

alternances	• écoulement et obstruction nasale : *Cyclamen*
anosmie	*Ammonium mur.*
battement des ailes du nez	*Antimonium tart., Chelidonium, Lycopodium, Phosphorus*
coryza	*Aconit, Allium cepa, Ammonium mur., Ambrosia, Antimonium crud., Arsenicum alb., Arum triph., Bryonia, Cyclamen, Dulcamara, Eupatorium perf., Euphrasia, Gelsemium, Iodum, Ipeca, Kali bich., Kali iod., Kali mur., Kali phos., Lachesis, Mercurius sol., Natrum mur., Nux vom., Psorinum, Pulsatilla, Ranunculus, Sabadilla* • matinal : *Nux vom.* • écoulement brûlant et corrosif : *Allium cepa, Iodum* écoulement doux : *Euphrasia, Pulsatilla* • règles (pendant) : *Graphites* • sec : *Sambucus*
congestion	(cf aussi "Généralités ; congestion") *Aurum met.*
enchifrènement	*Iodum*
épistaxis	(cf aussi "Circulation ; hémorragies") *Aconit, Ammonium carb* (se lavant la figure ou les mains, ou après manger), *Belladonna, China, Ferrum met., Ferrum phos., Ipeca, Kali carb* (le matin après s'être lavé la figure), *Lachesis, Ledum, Natrum sulf., Phosphorus, Pulsatilla, Secale corn.*
éternuements	*Ambrosia, Allium cepa, Ipeca*
excrétions	cf "Sécrétions, excrétions"
froid	nez froid alors que la tête est congestionnée et chaude : *Arnica*
frotte (se – le nez constamment	cf "prurit"
influenza	(cf aussi "coryza") *Gelsemium*
obstruction nasale	la nuit : *Ammonium carb., Ammonium mur., Cyclamen Sambucus, Sticta*
ozène	*Asa fœt., Aurum met.*

Nez

polypes	*Phosphorus, Sanguinaria, Thuya*
prurit	*Arum triph., Cina, Conium mac., Medorrhinum, Silicea*
rhinite	(cf aussi "Muqueuses") *Calcarea carb., Kali bich., Kali mur., Mercurius sol., Medorrhinum, Natrum carb., Natrum sulf., Psorinum*
sensations	• pression, pincement à la racine du nez : *Sticta*
ulcérations	(cf aussi "Muqueuses") *Aurum met., Kali bich.*

Oreilles

otite	(cf aussi "Généralités ; infections, inflammations") *Arsenicum alb., Aurum met., Belladonna, Calcarea carb., Capsicum, Ferrum phos., Kali mur., Manganum, Mercurius sol., Pyrogenium* • menace de mastoïdite : *Arsenicum alb., Aurum met., Capsicum*
rougeur (des pavillons)	*Sulfur*
trompe d'Eustache	• inflammation : *Capsicum, Ferrum phos., Graphites, Kali mur., Manganum*

GÉNÉRALITÉS

aspect

- atrophique : *Iodum*
- couleur
  - brunâtre : *Iodum*
  - cyanotique : cf "Circulation"
  - crayeuse : *Calcarea carb.*
  - jaune : *Chelidonium, Lycopodium*
  - livide : *Ailanthus*
  - pâle : *Arsenicum alb., Ferrum met., Graphites*
  - rouge : cf "Généralités : congestion"
  - taches livides sur inflammation : *Vipera*
- bouffissure : *Ferrum met., Kali carb.*
- épaisse, cornée :*Antimonium crud., Graphites*
- grasse , huileuse, avec comédons : *Natrum mur., Psorinum, Sepia, Thuya*
- ridée : *Arsenicum alb., Sepia.*
- sèche : *Alumina, Arsenicum alb., Iodum, Luesinum, Lycopodium, Nux mosch., Petroleum, Psorinum, Sulfur*
  - absence de sueurs : *Nux mosch.*
  - alternant avec sueurs pendant la fièvre : *Apis*
  - pendant le sommeil, mais sueurs au réveil : *Sambucus*
- semée de taches et de néoformations variées : *Thuya*
- visqueuse : *Thuya*

"drainage" cutané

Berberis

malsaine, suppurant facilement

Calcarea carb., Graphites, Hepar s., Hydrastis, Luesinum, Mercurius sol., Natrum mur., Petroleum, Psorinum, Sepia, Silicea, Sulfur, Thuya

phanères

- cheveux (chute des -) : *Arsenicum alb., Graphites, Lycopodium, Medorrhinum, Petroleum, Phosphorus, Psorinum, Sepia, Thuya*
- hirsutisme : *Sepia*
- ongles (troubles trophiques des -) : *Alumina, Antimonium crud., Arsenicum alb., Causticum, Graphites, Silicea, Thuya*

prurit

Alumina, Ambra gr., Croton, Ledum, Mercurius sol., Mezerum, Natrum sulf., Psorinum, Ranunculus, Staphysagria, Sulfur

- sine materia par la chaleur du lit : *Ambra gr., Graphites, Mercurius sol., Mezereum, Psorinum, Sulfur*
- au déshabillage : *Hepar s., Natrum sulf., Psorinum, Rumex*

sensibilité

(cf aussi "Système nerveux")

- hypersensibilité des lésions : *Croton, Hepar s.*
- hyper et/ou hyposensibilité cutanée : *Zincum met.*
- sensation de brûlure au niveau des lésions : *Ferrum met., Hydrastis*

PATHOLOGIE (sauf éruptions)

abcès, furoncles, anthrax, pyodermies	*Apis, Arnica, Arsenicum alb., Belladonna, Ferrum phos., Hepar s., Nitri acid., Pyrogenium, Sulfur iod.*
brûlures	*Cantharis, Rhus tox.*
cicatrices	*Calcarea fl., Graphites*
condylomes	(cf aussi "Généralités ; néoformations") *Euphrasia, Medorrhinum, Natrum sulf., Nitri acid.* (saignants), *Sabina, Staphysagria, Thuya*
fissures, gerçures	*Antimonium crud., Calcarea carb., Graphites, Nitri acid., Petroleum*
indurations cornées	*Antimonium crud., Ranunculus*
inflammations, irritations	*Apis, Belladonna, Cantharis, Kali bich., Lachesis, Mercurius sol., Pyrogenium*
saignantes (lésions -)	*Nitri acid.*
soleil (coup de -)	*Apis, Cantharis*
ulcérations	*Calcarea fl., Hydrastis, Lachesis, Luesinum, Phosphorus* • hypersensibles, à bords durs et purulence irritante et fétide : *Asa foet.* • torpides aux bords hypersensibles : *Hepar s.* • à l'emporte-pièce : *Kali bich.* • proliférantes et saignantes : *Nitri acid.* • purulentes entourées de vésicules brûlantes et pruriantes : *Mezereum, Rhus tox.* • superficielles s'étendant rapidement : *Mercurius sol.*
urticaire	*Apis, Dulcamara, Hepar s., Rhus tox., Urtica ur.*
verrues	*Anacardium, Calcarea carb., Dulcamara, Magnesia mur., Natrum sulf., Staphysagria, Thuya* • cornées : *Antimonium crud.* • larges, déchiquetées : *Causticum* • paumes des mains : *Natrum mur., Sabadilla* • pédiculées : *Medorrhinum, Staphysagria* • petites, pointues : *Medorrhinum* • planes : *Berberis, Sabadilla* • saignant facilement : *Causticum, Nitri acid*

ÉRUPTIONS

acné

Kali iod., Lycopodium, Natrum mur., Sepia, Sulfur iod., T.R.
- avant et pendant les règles : *Graphites*
- pendant les règles : *Psorinum*

brûlantes

Berberis, Mezereum, Ranunculus, Rhus tox.

bulleuses

Iodum, Vipera

crevassées, fissuraires

Antimonium crud., Calcarea carb., Graphites, Nitri acid., Petroleum

croûteuses

Antimonium crud., Croton, Dulcamara, Graphites, Hepar s., Kali bichr., Mezereum, Natrum mur., Petroleum, Staphysagria, Sulfur

dartres gluantes

Graphites, Hepar s., Mezereum, Petroleum

eczéma

(cf aussi les autres caractéristiques)
- aigu : *Cantharis*
- brûlant : *Hydrastis*
- cimentiers (des -) : *Kali bich.*
- impétigineux, saignant : *Nitri acid.*
- prurigineux et irritant des tuberculiniques : *Sulfur iod.*
- sec < l'hiver : *Arsenicum alb., Petroleum, Psorinum*
- suintant : *Graphites, Petroleum, Staphysagria*

érysipèle

Apis, Belladonna, Cantharis, Rhus tox.

erythème noueux

Kali iod., Manganum

guérissant par le centre

Berberis

humides, suintantes

Antimonium crud., Dulcamara, Graphites, Hepar s., Mezereum, Natrum mur., Rhus tox., Sulfur

irritantes

Croton, Sulfur iod.

localisations

- plis de flexion : *Graphites, Natrum mur., Petroleum, Sepia, Sulfur*
- cuir chevelu : *Dulcamara, Graphites, Mezereum, Petroleum, Staphysagria, Sulfur*
- oreilles (derrière les -) : *Graphites, Natrum mur, Sepia*
- mains
  - dos : *Berberis*
  - doigts (éruptions crevassées des -) : *Calcarea carb., Graphites, Natrum carb., Nitri acid., Petroleum*
- anale (région -) : *Berberis, Nitri acid.*

mielleuses	*Antimonium crud., Graphites*
modalités	• aggravations - printemps : *Natrum sulf.,* - été : *Graphites, Mezereum* - hiver : *Alumina, Arsenicum alb., Petroleum, Psorinum* - grattage : *Berberis* • améliorations - applications froides : *Berberis*
papuleuses	*Iodum*
persistantes	*Sulfur iod.*
pruriantes	*Alumina, Anacardium, Arsenicum alb., Berberis, Croton, Lycopodium, Manganum, Mercurius sol., Mezereum, Ranunculus, Rhus tox., Sulfur, Sulfur iod.*
prurigo	*Antimonium crud.*
purulentes	*Anacardium, Antimonium crud., Dulcamara, Graphites, Hepar s., Mezereum, Petroleum, Rhus tox., Staphysagria, Sulfur*
pustuleuses	*Anacardium, Antimonium tart., Causticum, Croton, Mercurius sol.*
rouge cuivre	*Luesinum*
sèches	*Alumina, Arsenicum alb., Kali mur., Lycopodium, Phosphorus*
squammeuses	*Arsenicum alb., Phosphorus*
tous types	*Psorinum, Sulfur, Tuberculinum*
ulcéreuses	(cf aussi "ulcérations") *Mezereum, Rhus tox.*
vésiculeuses	*Anacardium, Cantharis, Croton, Graphites, Hepar s., Iris vers., Kali mur., Mercurius sol., Mezereum, Petroleum, Ranunculus, Rhus tox.* • croûtes jaunâtres : *Graphites, Petroleum,* • herpès, zona : *Arsenicum alb., Cantharis, Croton, Iris vers., Mezereum, Natrum mur., Ranunculus, Rhus tox., Sepia* • liquide clair : *Petroleum, Rhus tox.,* • liquide blanc, visqueux , adhérent : *Kali mur.* • entourées d'œdème : *Anacardium*

Psychisme

aboulie	*Alumina, China, Chionanthus, Gelsemium, Kali phos., Mercurius sol., Sepia, Zincum met.*
agitation	*Aconit, Agaricus, Actaea rac., Argentum nitr., Arnica, Arsenicum alb., Aurum met., Calcarea phos., Coffea, Chamomilla, Hyosciamus, Iodum, Lilium tigr., Luesinum, Magnesia mur., Magnesia phos., Medorrhinum, Mercurius sol., Nux vom., Phosphorus, Pyrogenium, Ranunculus, Rhus tox., Stramonium, Sulfur iod., Veratrum alb., Zincum met.* • anxieuse avec peur de la mort : *Aconit, Arsenicum alb.*
alternances d'excitation et de dépression; cyclothymie	*Actaea rac., Arsenicum alb., Crocus, Ignatia, Lachesis, Lilium tigr.,Phosphorus, Medorrhinum, Veratrum alb.*
antipathies irraisonnées	*Ammonium mur.*
anxiété	(cf aussi "peurs") *Aconit, Actaea rac., Alumina, Anacardium, Arsenicum alb., Baryta carb., Cactus, Calcarea carb., Causticum, Conium mac., Ferrum met., Ferrum phos., Graphites, Ignatia, Iodum, Kali phos., Lachesis, Lycopodium, Medorrhinum, Mercurius sol., Naja, Natrum carb., Nux vom., Petroleum, Phosphorus, Platina, Psorinum, Pyrogenium, Rhus tox., Sulfur iod., Thuya.*
apathie	*Calcarea carb., Carbo veg., Gelsemium*
arrogance	(cf. aussi "orgueil") *Lycopodium, Platina, Veratrum alb.*
autoritarisme	*Aurum met., Lycopodium, Nux vom.*
bégaiement	• introversion, incapacité de s'expliquer : *Natrum mur.* • anxiété : *Arsenicum alb.* • surmenage, effort prolongé : *Phosphorus*
blasphèmes	*Anacardium*
bouderie	*Hepar s., Natrum mur.*
caprices	*Chamomilla, Cina, Dulcamara, Staphysagria*
célibataires	• mélancolie, neurasthénie, anxiété des — : *Conium mac.*
chagrine (humeur)	*Actea rac., Antimonium crud., Hepar s., Lycopodium Psorinum, Silicea.*

change les objets de place	*Magnesia phos.*
colère	*Aloe, Anacardium, Argentum nitr., Aurum met., Chamomilla, Colocynthis, Ferrum met., Gelsemium, Lycopodium, Natrum mur., Nux vom., Sepia, Staphysagria.* • < quand on le regarde ou qu'on lui parle : *Natrum mur.* • folle, alternant avec hilarité ++ : *Moschus* • rentrée : *Aurum met., Staphysagria*
confus	*Lycopodium*
consolation	(cf aussi "solitude") • rapide : *Pulsatilla* • < par la — : *Ignatia, Natrum mur., Sepia, Silicea*
contradiction (intolérance à la)	*Aloe, Aurum met., Bryonia, Chamomilla, Helonias, Lycopodium, Luesinum, Natrum mur., Nux vom., Sepia,*
contradictoires (réactions)	(cf. "paradoxales")
coquetterie pathologique	*Platina*
"crises de nerfs"	*Moschus*
culpabilité (sens. de –)	*Lachesis, Lilium tigr., Pulsatilla, Sulfur, Veratrum alb.*
dédoublement de personnalité (sens. de –)	*Alumina, Anacardium, Petroleum, Thuya*
découragement	*Actaea rac., China, Kali phos., Silicea.*
délire	*Agaricus, Arnica, Belladonna, Cantharis, Hyosciamus, Lachesis, Medorrhinum, Opium, Petroleum, Phosphorus, Pyrogenium, Rhus tox., Stramonium, Veratrum alb., Veratrum vir.*
delirium	*Agaricus, Hyosciamus, Lachesis, Opium, Ranunculus*

dépression	(cf aussi "alternances d'excitation et de dépression") *Actaea rac., Ammonium carb., Antimonium crud., Arsenicum alb., Aurum met., Causticum, China, Conium mac., Cyclamen, Ferrum met., Helonias, Ignatia, Kali carb., Kali phos., Lilium tigr., Lycopodium, Medorrhinum, Mercurius sol., Mezereum, Natrum carb., Natrum mur., Natrum sulf., Nitri acid., Nux vom., Phosphorus, Plumbum, Sepia, Silicea, Staphysagria, Thuya, Veratrum alb.,* • d'origine sexuelle : *Actaea rac., Helonias, Lachesis, Lilium tigr., Platina, Sepia, Veratrum alb.,*
désespoir	*Apis* (sans raison), *Arsenicum alb.,* (se croit incurable), *Lilium tigr.,* (se croit coupable), *Psorinum, Veratrum alb.,*
émotivité	*Ambra gris., Gelsemium, Ignatia, Kali phos., Pulsatilla, Silicea.*
erreurs (fait des -)	*China, Lycopodium,*
exagérations	*Moschus*
excitation	(cf aussi "alternances d'excitation et de dépression") *Actaea rac., Arsenicum alb., Lachesis, Lilium tigr., Medorrhinum, Veratrum alb.,*
extravagance	*Platina*
gâtisme	*Agaricus, Baryta carb., Lycopodium,*
grandeurs (folie des -)	*Platina*
grimaces, simagrées	*Hyosciamus*
grognon	*Cina*
hallucinations	*Actaea rac., Agaricus, Anacardium, Belladonna, Hyosciamus, Medorrhinum, Opium.*
hargneux	*Chamomilla, Hepar s.*
hilarité folle	*Moschus*
hurlements	(cf aussi "délire") *Veratrum alb.,*

hypocondrie	*Ammonium carb., Aurum met., Calcarea carb., Chionanthus, Nux vom., Plumbum, Staphysagria, Zincum met.*
hyposensibilité	*Opium,*
hypersensibilité	cf "irritabilité"
hystérie	*Actaea rac., Ambra gr., Chamomilla, Gelsemium, Hyosciamus, Ignatia, Moschus, Platina*
idées fixes, obsédantes	*Medorrhinum, Thuya*
immobilité	*Veratrum alb.*
impatience	(cf aussi "précipitation") *Nux vom., Thuya,*
impressionnabilité	*Actaea rac., Ambra gr., Graphites.*
impulsivité	*Anacardium, Nux vom.* (à détruire)
inadaptées (réactions -)	*Ambra gr., Anacardium*
incohérence	*Actaea rac.*
inconscience de sa maladie	*Opium*
indécision	cf "volonté"
indifférence	*Ambra gr., Anacardium, Carbo veg., Gelsemium, Luesinum, Nux mosch., Phosphorus* • aux êtres chers : *Sepia* • hyperactivité affective suivie d'—— : *Phosphorus*
indolence	*Calcarea carb.*
insatisfaction	*Alumina, Chamomilla, Nux vom.*
instabilité, variations rapides de l'humeur	*Actaea rac., Alumina, Asa fœt., Crocus, Ignatia, Luesinum, Mercurius sol., Moschus, Natrum mur., Nux mosch., Platina, Pulsatilla, Tuberculinum*
insupportable	*Cina, Hepar s.*

intellect

(cf aussi "mémoire")
- aversion pour tout travail intellectuel : *Aloe*
- faiblesse mentale : *Agaricus, Ambra gr., Aloe, Anacardium, Argentum nitr., Baryta carb., Calcarea carb., Conium mac., Gelsemium, Graphites, Hyosciamus, Kali phos., Luesinum, Lycopodium, Magnesia phos., Mercurius sol., Natrum carb., Natrum sulf., Nitri acid., Nux mosch., Phosphorus, Plumbum met., Silicea, Zincum met.*
- hyperactivité mentale : *China, Coffea, Lachesis, Mercurius sol.*
  - suivie d'apathie et d'épuisement : *Phosphorus*
- inattention : *Anacardium, Baryta carb., Calcarea phos., Luesinum, Natrum mur., Silicea.*
- instabilité perd le fil de ses idées : *Ambra gr.*
- retard intellectuel : *Baryta carb.*

intempestivité

Platina

intolérance

Nux vom., Staphysagria

irritabilité hypersensibilité

(cf aussi "< " et "Système nerveux; hyperesthésie")
Actaea rac., Aloe, Alumina, Ambra gr., Anacardium, Antimonium crud., Apis, Argentum nitr., Asa fœt., Calcarea phos., Chamomilla, China, Cina, Coffea, Colocynthis, Ferrum met.,Gelsemium, Helonias, Hepar s., Ignatia, Iodum, Kali carb., Lachesis, Luesinum, Lycopodium, Magnesia carb., Mezereum, Moschus, Natrum sulf., Nitri acid., Nux vom., Sepia, Thuya, Zincum met.
- extrême, pour tout et n'importe quoi : *Ambra gr.*
- avec tremblements : *Argentum nitr., Coffea, Gelsemium, Ignatia*
- sur fond dépressif : "faiblesse irritable" : *Alumina, Ammonium carb., Anacardium, Apis, Calcarea phos., Iodum, Kali carb., Lycopodium, Magnesia carb., Mezereum, Natrum mur., Nitri acid., Phosphorus, Sepia, Silicea, Staphysagria, Sulfur iod., Tuberculinum, Zincum met.*
- insupporte qu'on l'approche ou qu'on le touche : *Antimonium crud., Arnica, Chamomilla, Cina, Lycopodium, Silicea*
- insupporte qu'on le regarde : *Antimonium crud., Natrum mur.,*

jalousie

Apis, Hyosciamus, Lachesis, Nux vom.

jurons

cf "blasphèmes"

lascivité, obscénité exhibitionnisme

cf "manie érotique"

lenteur

Baryta carb., Calcarea carb., Cactus, Gelsemium
- à comprendre : *Baryta carb.*
- de parole : *Mercurius sol.*

loquacité	*Actaea rac., Lachesis, Phosphorus*
manie	• états maniaques : *Hyosciamus, Lachesis, Nux mosch., Veratrum alb.* • érotique : *Cantharis, Hyosciamus, Lachesis, Phosphorus, Platina, Veratrum alb.* • religieuse : *Lilium tigr., Veratrum alb.*
maussade	cf "chagrin"
méchanceté	*Chamomilla, Lachesis*
méfiance	*Actaea rac., Anacardium, Lachesis.*
mélancolie	cf "tristesse"
ménage	• fait le ménage avant les règles : *Psorinum*
mémoire (troubles de —)	*Alumina, Anacardium, Baryta carb., Graphites, Hyosciamus, Iodum, Kali phos., Lachesis, Luesinum, Lycopodium, Medorrhinum, Mercurius sol., Nux mosch., Phosphorus, Plumbum, Staphysagria, Sulfur, Zincum met.* • noms propres, noms de rues : *Luesinum* • se perd dans des endroits qu'il connaît bien : *Baryta carb., Glonoïn, Mezereum, Nux mosch., Petroleum* • lent à apprendre : *Baryta carb.*
mensonges	*Opium*
mental (état —)	attention, concentration, idéation, etc... cf "intellect"
moral (perte du sens —)	*Opium*
mort	cf aussi "peurs", "suicide" • perte de goût à la vie : *Ambra gr., Natrum sulf., Nux vom., Silicea.* • sensation que sa mort est proche : *Aconit, Petroleum*
musique	cf "Aggravations"
neurasthénie	cf "tristesse"
opposition	*Antimonium crud.*

orgueil, hauteur — *Lachesis, Lycopodium, Platina, Veratrum alb.*

paradoxale (humeur —) — *Ambra gr., Anacardium, Ignatia, Platina*

paresse — cf aussi “intellect” : *Carbo veg., Gelsemium*

persécuté (se croit —) — *Anacardium* (poursuivi), *Hyosciamus, Lachesis*

peurs, phobies

- avenir : *Calcarea carb.*
- chiens : *Tuberculinum.*
- contagion : *Luesinum*
- damnation : *Lachesis, Lilium tigr.*
- eau : *Hyosciamus*
- empoisonnement : *Hyosciamus*
- endormir (s') : *Lachesis*
- endroits spacieux (agoraphobie) : *Argentum nitr., Gelsemium.*
- endroits élevés avec impulsions à se jeter dans le vide *Argentum nitr.*
- fou (devenir -) : *Actaea rac., Ambra gr., Alumina, Argentum nitr., Calcarea carb., Lilium tigr., Medorrhinum*
- foule : *Argentum nitr., Ferrum phos., Gelsemium,*
- maladie : *Lachesis, Luesinum* (contagion) *Phosphorus, Thuya.*
- mort : *Aconit, Aurum met., Arsenicum alb., Cactus, Gelsemium, Lachesis, Naja, Platina.*
- nuit : *Luesinum*
- orage : *Gelsemium, Natrum carb., Natrum mur., Phosphorus, Rhododendron*
- paralysie : *Luesinum*
- piquantes (choses —) : *Silicea, Spigelia*
- ruine : *Arsenicum alb.*
- seul (être —) : *Argentum nitr., Phosphorus*
- tout et n'importe quoi : *Aconit, Ferrum phos., Gelsemium, Lachesis, Natrum mur., Psorinum*
- trac : *Argentum nitr., Gelsemium, Ignatia.*
- trompé (être —) : *Hyosciamus*
- voleurs : *Arsenicum alb., Conium mac., Natrum mur.*

pleure

(cf aussi “tristesse”)

- facilement *Pulsatilla* (cherche la compagnie)
  Sepia (cherche la solitude)
- sur les malheurs d'autrui : *Causticum*
- musique (écoutant de la -) : *Ambra gr., Graphites, Natrum carb., Natrum mur., Natrum sulf., Sabina, Thuya*
- avant les règles : *Natrum mur.*

pointilleux	*Arsenicum alb.*
précipitation anxieuse	*Aconit, Argentum nitr., Ignatia, Medorrhinum, Mercurius sol., Nux vom., Phosphorus, Thuya* • hâtif, voudrait avoir fini avant d'avoir commencé : *Argentum nitr., Lilium tigr., Medorrhinum, Sulfur iod., Thuya*
querelle	*Nux vom.*
règles (avant les –)	• fait le ménage : *Psorinum* • pleure : *Natrum mur.*
remords	*Cyclamen*
scrupules	*Cyclamen*
silence	*Veratrum alb.*
solitude (cherche la —)	*Actaea rac., Cyclamen, Ferrum phos., Gelsemium, Manganum, Natrum mur., Sepia, Staphysagria* • < par la consolation : *Ignatia, Natrum mur., Sepia, Silicea* • insupporte qu'on l'approche ou qu'on le touche : *Antimonium crud., Arnica, Chamomilla, Cina, Lycopodium, Silicea*
soupçonneux	*Anacardium*
suicide (idées de —)	*Alumina, Aurum met., Lachesis, Naja, Natrum sulf., Nux vom.*
taciturne	*Plumbum*
temps (le — passe)	• trop lentement : *Alumina, Cocculus* • trop vite : *Argentum nitr., Lilium tigr., Medorrhinum, Thuya*
timidité	*Ambra gr., Baryta carb., Graphites, Pulsatilla, Silicea, Staphysagria*
trac	*Argentum nitr., Gelsemium, Ignatia*
tristesse	*Actaea rac., Alumina, Ambra gr., Ammonium carb., Apis, Argentum nitr., Cactus, Chionanthus, Conium mac, Graphites, Helonias, Ignatia, Kali phos., Lachesis, Natrum carb., Natrum mur., Nux vom., Phosphorus, Psorinum, Sepia* • pleurard : *Ammonium mur., Kali phos., Natrum mur.* • mélancolique : *Ammonium mur., Spigelia, Staphysagria, Zincum met.* • avant les règles : *Natrum mur.*
variations rapides de l'humeur	cf "instabilité"
violent	*Hepar s., Hyosciamus, Veratum alb.*
volonté (troubles de la —)	*Anacardium, Graphites*

Rachis

rachialgies en général

Actaea rac., Bryonia, Dioscorea, Kali carb., Magnesia carb., Mercurius sol., Natrum mur., Rhus tox., Sepia

- sens. de brûlure le long du rachis : *Medorrhinum, Phosphorus*
- douleur rachidienne profonde, brûlante : *Zincum met.*
- douleur rachidienne au toucher : *Agaricus, Phosphorus, Pulsatilla*

cou

- cervicalgies : *Actaea rac., Colocynthis, Dulcamara, Lachnantes, Rhododendron, Rhus tox., Sanguinaria (D), Spigelia (G)*
- torticolis : *Actaea rac., Lachnantes*

dos

Actaea rac., Dulcamara, Kali carb., Ranunculus, Rhus tox. Sepia

- douleur à la pression des premières vertèbres dorsales : *Actaea rac.*
- hypersensibilité des vertèbres dorsales : *Phosphorus*
- ne peut supporter qu'on lui touche le dos : *Agaricus, Natrum mur., Zincum met.*

lombes et sacrum

- douleurs : *Actaea rac., Aesculus, Colocynthis, Dulcamara Ferrum met., Kali carb., Medorrhinum, Natrum mur., Nux vom., Rhus tox., Sepia, Zincum met.*
- faiblesse et pesanteur : *Helonias, Sepia*
- lombalgies des goutteux : *Berberis*
- lombago > marchant lentement : *Ferrum met.*
- parésies lombo-sacrées : *Alumina*
- post-partum et post-abortum : *Helonias*
- sacralgies pendant les règles, irradiant aux cuisses : *Viburnum*
- sacro-iliaque : *Aesculus*

coccyx (coccygodynie)

Actaea rac. (< règles), *Arnica* (traumatisme), *Causticum Kali bich., Platina*

sciatique

(cf aussi "Système nerveux : névralgies") : *Bryonia, Chelidonium* (D), *Dulcamara, Nux vom., Rhododendron, Rhus tox.*

sensations

- brûlure entre les épaules : *Glonoïn, Lycopodium, Phosphorus*
- froid entre les épaules : *Sepia*
- engourdissement : *Phosphorus*
- faiblesse (se voûte) : *Phosphorus*

Respiration

aigus (syndromes respiratoires -)	(cf aussi "bronches", "larynx", "plèvres", "poumons" et "Généralités ; états fébriles") *Aconit, Antimonium tart., Arsenicum alb., Bryonia, Carbo veg., Chamomilla, Ethyl sulf. dichl., Eupatorium perf., Ferrum phos., Lycopodium, Phosphorus, Quebracho, Sanguinaria, Spongia*
aphonie	cf "larynx"
asphyxie	• avec besoin d'être éventé : *Carbo veg.* • avec cyanose et battements des ailes du nez : *Antimonium tart., Ethyl sulf. dichl.*
asthme	*Antimonium tart., Arsenicum alb., Bryonia, Chelidonium, Cuprum met., Drosera, Dulcamara, Hepar s., Hypericum, Ipeca, Kali bich., Kali carb., Kali iod., Natrum sulf., Nux vom., Sambucus, T.R.* • cardiaque : *Naja* • < humidité : *Dulcamara, Hypericum, Ipeca, Natrum sulf., Thuya*
baillements spasmodiques	*Crocus, Ignatia*
bronches	(cf aussi "Muqueuses") • bronchite aiguë - début : *Aconit, Belladonna, Bryonia, Capsicum, Chamomilla, Croton, Ethyl sulf. dichl., Ferrum phos., Hyosciamus, Phosphorus, Spongia* - état : *Ammonium mur., Antimonium tart., Bryonia, Ethyl sulf. dichl., Hepar s., Hydrastis, Ipeca, Kali bich., Kali iod., Kali phos., Mercurius sol, Pulsatilla, Quebracho, Sulfur iod.* • bronchite chronique : *Antimonium tart., Kali mur., Natrum carb., Natrum sulf., Pulsatilla, Quebracho, T.R., Tuberculinum* • mucus (accumulation de –) : *Ammonium carb., Antimonium tart., Quebracho* (bronchioles), *Baryta carb., Ipeca,* (grosses bronches) • paralysie bronchique : *Antimonium tart., Causticum, Kali carb., Carbo veg.*
bruyante (respiration très –)	*Antimonium tart.*

coqueluche	(cf aussi "toux spasmodique") *Antimonium tart., Arnica* (douloureuse), *Belladonna, Capsicum, Chelidonium, Cina, Cuprum met., Drosera, Euphrasia, Ipeca, Pertussinum*
dyspnée	*Ethyl sulf. dichl.* • cardiaque : *Naja* • essoufflement au moindre effort : *Ferrum met.* • nocturne : *Arsenicum alb.* • oppression constante avec besoin d'être éventé : *Carbo veg.* • sensation de faiblesse dans la poitrine : *Ammonium carb.* • spasmodique : *Zincum met.*
endormissement (suffocation à l' –)	*Lachesis, Opium, Spongia*
expectoration	(cf aussi "Sécrétions et excrétions") • venant difficilement : *Bryonia, Hepar s., Hydrastis, Kali bich., Sulfur iod.,* • faible malgré râles nombreux : *Ammonium carb., Antimonium tart.* • salée, écumeuse ou verdâtre épaisse : *Kali iod.* • saumonnée, rosâtre : *Ethyl sulf. dichl.* • visqueuse, filante : *Crocus, Kali bich.*
haleine	• fétide : *Ailanthus, Kali phos., Pyrogenium, Spigelia* (verminose) • froide : *Carbo veg.*
hémoptysies	(cf aussi "Circulation ; hémorragies") *Aconit, China, Ferrum phos, Ipeca, Ledum, Phosphorus* • après toux violente : *Arnica*
larynx	• aphonie : *Arum tr.* - émotive : *Gelsemium* • hypersensibilité de la région laryngo-trachéale : *Hyosciamus, Rumex, Spongia* • douleur en avalant, irradiant aux oreilles : *Manganum,* • laryngite : *Aconit, Argentum nitr., Arnica, Arum tr., Bryonia, Calcarea carb., Carbo veg., Causticum, Cuprum met., Drosera, Euphrasia, Graphites, Hepar s., Hyosciamus, Iodum, Ipeca, Kali bichr., Kali iod., Manganum, Mezereum, Naja, Phosphorus, Rhus tox, Rumex, Spongia, Sticta, Sulfur iod.* - aiguë : *Aconit, Bryonia, Causticum, Drosera, Euphrasia, Hyosciamus, Phosphorus, Spongia, Sulfur iod.* - aphonie et toux des surmenés vocaux : *Arnica, Arum tr., Rhus tox.* - chronique : *Argentum nitr., Phosphorus* - destructive : *Mezereum* - douloureuse : *Iodum, Kali iod., Phosphorus* - règles : *Sepia* (avant), *Graphites* (pendant) - striduleuse : *Aconit, Cuprum met., Hepar s., Iodum, Ipeca, Lachesis, Sambucus, Spongia* • notes élevées (les – déclanchent) - l'aphonie : *Arum tr.* - la toux : *Argentum nitr.*

Suite larynx ▸

► *larynx (suite)*	• œdeme : *Apis, Kali iod.* • suffocation : *Naja* • sensations - chatouillement laryngé —› toux : *Drosera, Phosphorus Rumex, Sticta, Sulfur iod.,* - écorchure, plaie à vif : *Causticum, Kali bichr., Kali iod., Rumex* - étranglement : *Naja* - tampon laryngé :*Graphites, Spongia*
localisations préférentielles des troubles respiratoires	• base D : *Chelidonium, Kali carb., Lycopodium, Sanguinaria* • base G : *Natrum sulf.*
mucus (accumulation)	cf "bronches"
plèvres	• pleurésie : *Aconit, Bryonia, Chelidonium (D), Ferrum phos., Kali carb., Kali mur., Pulsatilla, Ranunculus, Sulfur, Sulfur iod., Tuberculinum* - épanchement : *Apis, Cantharis* (phase aiguë), *Kali iod.* • pleurodynie : *Bryonia, Chelidonium, Ranunculus, Tuberculinum* • pleuro-pneumonie : *Bryonia, Ranunculus*
polypes saignants	*Phosphorus, Sanguinaria*
poumons	• pneumonie et broncho-pneumonie : *Aconit, Antimonium tart., Bryonia, Carbo veg., Chelidonium, Ethyl sulf. dichl. Ferrum phos., Phosphorus, Sanguinaria* - hépatisation : *Antimonium tart., Arsenicum alb., Phosphorus* • oedème : *Apis, Ethyl sulf. dichl., Kali iod.* • sclérose pulmonaire : *Baryta carb., Carbo veg., Phosphorus, Silicea, Sulfur iod., T.R.*
râles sous-crépitants	*Ethyl sulf. dichl.*
soupirs involontaires	*Ignatia, Lachesis, Sulfur iod.*
spasmes respiratoires	*Belladonna, Cuprum met., Hyosciamus, Naja, Zincum met.*
trachée	cf "larynx" et "bronches"

TOUX

aggravée	• couché : *Conium mac., Hyosciamus* • horaire (cf aussi "Aggravations") - début de nuit : *Chamomilla* - nuit : *Arsenicum alb., Conium mac.* - 3 h du matin : *Ammonium carb., Kali carb.* - matin : *Nux vom.* - jour : *Euphrasia* • mangeant : *Rumex* • règles (pendant) : *Graphites*

Suite aggravée ►

▸ *aggravation (suite)*	• température : - passant du froid au chaud : *Bryonia* - inspirant de l'air froid : *Allium cepa, Arsenicum alb., Causticum, Drosera, Hepar s., Nux vom., Phosphorus, Rumex, Spongia*
améliorée	• buvant froid : *Bryonia, Causticum, Cuprum met., Opium* buvant chaud : *Spongia* • position assise : *Hyosciamus, Kali carb.* (penché en avant), *Pulsatilla, Sepia* • couché : *Euphrasia* • expectoration visqueuse filante : *Crocus* • expulsion de gaz, gastriques ou intestinaux : *Sanguinaria* • pression épigastrique : *Crocus*
avec	• douleur du bras G : *Natrum sulf.* • point de coté et mal de tête : *Bryonia* • diarrhée : *Rumex, Tuberculinum*
croupale	*Iodum, Spongia*
dentaire	*Chamomilla*
douloureuse	*Arnica, Ferrum phos.*
grasse	• avec langue blanche : *Antimonium tart.* avec langue propre : *Ipeca* • grasse le matin, sèche le soir : *Pulsatilla*
notes élevées (déclanchée par les –)	*Argentum nitr.*
pendant la toux, se tient	• la poitrine : *Arnica, Belladonna, Bryonia, Natrum sulf.* • la tête : *Bryonia* • le ventre et le bas du thorax : *Drosera*
sèche	*Ambrosia, Bryonia, Chamomilla, Chelidonium, Conium mac., Ferrum phos., Manganum, Rumex, Spongia, Sticta, Sulfur iod.* • sèche le soir, grasse le matin : *Pulsatilla*
spasmodique	(cf aussi "coqueluche") *Ambra gr., Ambrosia, Belladonna, Capsicum, Cina, Conium mac., Croton, Cuprum met., Drosera, Dulcamara, Ipeca, Ledum, Manganum, Sabadilla, Sanguinaria Zincum met.* • auto-entretenue, s'arrête par un effort de volonté : *Ignatia* • précédée d'enraidissement du corps : *Cuprum, Ledum*
violente	*Belladonna, Chamomilla, Hyosciamus, Ipeca, Kali carb., Rumex*

Sécrétions et excrétions

augmentées — *Aconit, Allium cepa, Euphrasia, Ipeca, Kali iod., Luesinum, Mercurius corr., Mercurius sol.*
- très abondantes, mais ne soulageant pas : *Veratrum alb.*

adhérentes, tenaces — *Argentum nitr., Hydrastis, Kali bich., Kali mur., Sulfur iod.*

brûlantes — *Hydrastis, Kreosotum*

consistance
- épaisses : *Alumina, Hepar s., Hydrastis, Kali iod., Kali mur., Kali phos., Medorrhinum, Mercurius corr., Natrum carb., Natrum sulf., Pulsatilla, Sulfur iod., Thuya*
- filantes : *Hydrastis, Iris vers., Kali bich.*
- fluides ; *Allium cepa, Arsenicum alb., Euphrasia, Mercurius sol.*
- gélatineuses : *Kali bich.*
- muco-purulentes : *Argentum nitr., Mercurius sol., Natrum carb., Sepia, Thuya*
- visqueuses : *Hydrastis, Kali bichr., Kali mur., Mercurius corr., Natrum carb.*

couleur
- blanchâtres : *Kali mur.*
- claires : *Chionanthus, Mercurius sol.*
- jaunes, jaunâtres : *Chelidonium, Hepar s., Hydrastis, Medorrhinum, Mercurius sol., Natrum sulf., Pulsatilla, Sulfur iod.,*
- jaune d'or ou orangé : *Kali phos.*
- jaune verdâtre : *Kali bichr., Mercurius corr., Mercurius sol., Natrum sulf., Sepia*
- verdâtres : *Argentum nitr., Kali bich., Kali iod., Natrum sulf., Thuya*

chroniques — *Kali mur., Medorrhinum, Petroleum, Psorinum, Pulsatilla, Sepia, Thuya*

douces non irritantes — *Allium cepa* (yeux), *Euphrasia* (nez), *Kali mur., Mercurius sol., Natrum sulf., Pulsatilla*

fausses membranes — *Arum tr., Kali bich., Kali mur., Mercurius cyan.*

intarissables — *Silicea*

irritantes, acides, âcres, aggressives — *Allium cepa* (nez), *Alumina, Ammonium carb., Arsenicum alb., Arum tr., Carbo veg., Euphrasia* (yeux), *Graphites, Hydrastis, Iodum, Iris vers., Kali iod., Kreosotum Lachesis, Magnesia carb., Medorrhinum, Mercurius corr., Mercurius sol., Nitri acid., Phosphorus, Sepia, Sulfur, Sulfur iod.*
- brûlantes : *Iris vers., Mercurius corr., Sulfur*

odeur

- mauvaise odeur de tous les écoulements : *Iodum, Mercurius sol., Natrum carb., Nitri acid., Psorinum, Sulfur*
- anormale : *Thuya*
- fétide : *Ailanthus, Asa fœt., Carbo veg., Kali phos., Kreosotum, Lachesis, Mercurius sol., Mercurius cyan., Pyrogenium,*
- putride : *Arnica, Arsenicum alb., Mercurius cyan.,*
- sure : *Calcarea carb., Graphites, Magnesia carb.*
- vieux fromage : *Hepar s.*

sanguinolentes

Ferrum phos., Kreosotum (sang noirâtre) *Lachesis, Phosphorus*

Selles (*)

GÉNÉRALITÉS

adhérentes, difficiles, sortant mal et remontant, nécessitant parfois l'expulsion mécanique	*Alumina, Magnesia mur., Opium, Sepia, Silicea, Thuya* • parésie rectale : *Causticum*
alternances de diarrhée et de constipation	*Berberis, Carduus mar., Chelidonium, Natrum sulf., Nux vom., Phosphorus, Solidago*
aspect	• jaunes : *Chelidonium* jaunes ou décolorées : *Berberis, Lycopodium, Phosphorus* • pâles : *Solidago* • mi-solides, mi-liquides : *Antimonium crud., Lycopodium* • pâteuses ou visqueuses, souvent gélatineuses : *Aloe* • variables : *Pulsatilla*
brûlantes et irritantes	*Iris vers., Sulfur*
debout (les selles passent mieux –)	*Causticum*
efforts (même une selle molle demande de gros –)	*Alumina, Anacardium, Causticum, Nitri acid., Nux mosch., Platina*
émiettant (s'–) à l'anus	*Ammonium mur., Magnesia mur., Natrum mur.*
gargouillis et douleurs	précédées de –, qu'elles > : *Aloe*
involontaires	*Aloe, Apis, Arnica, Causticum, Gelsemium, Hyosciamus, Phosphorus*
melaena	cf "Circulation ; hémorragies"
urgentes	• après avoir bu ou mangé : *Aloe*

CONSTIPATION

atonique, sans besoins	*Alumina, Ammonium mur., Bryonia, Carduus mar., Causticum, China, Gelsemium, Graphites, Hydrastis, Magnesia mur., Natrum carb., Nux mosch., Opium, Phosphorus, Podophyllum, Raphanus, Sepia, Silicea* • selles dures : *Bryonia* (noires, sèches et volumineuses), *Carduus mar., Magnesia mur.* • selles glaireuses : *Graphites* • selles glaireuses parfois muqueuses : *Hydrastis*

(*) Pour plus de développement, cf "Le traitement homéopathique des troubles fonctionnels digestifs", du même auteur, aux éditions IPREDIS.

douloureuse	*Conium mac., Cuprum met., Plumbum met.* • douleur lombo-sacrée à la défécation : *Aesculus*
efforts (même une selle molle demande de gros –)	*Alumina, Anacardium, Causticum, Nitri acid., Nux mosch., Platina*
intense	*Luesinum*
règles	• avant: *Graphites* • avant et après : *Silicea* • pendant : *Kali carb.* • >pendant : *Sepia*
spasmodique, avec besoins inefficaces	*Aesculus, Agaricus, Ambra gr., Anacardium, Causticum, Conium mac., Ignatia, Lycopodium, Mercurius sol., Natrum mur., Natrum sulf., Nux vom., Platina, Plumbum met., Pulsatilla, Ruta, Secale corn., Sepia, Silicea, Sulfur, Thuya*
voyage (en –)	*Ignatia, Platina*

DIARRHÉE

douleurs	(cf aussi "Abdomen ; coliques") • brûlure anale : *Aloe, Arsenicum alb., Cantharis, Iris vers., Kreosotum, Mercurius corr., Sulfur* • ténesme : *Conium mac., Ipeca, Lilium tigr., Magnesia carb., Mercurius corr., Mercurius sol.* • indolore : *China, Ferrum met., Ferrum phos., Luesinum, Phosphorus, Podophyllum, Secale corn.*
dysentérie	(cf aussi "Généralités ; syndrome cholériforme" *Aloe, Antimonium tart., Arsenicum alb., Cantharis, Capsicum, Colchicum, Croton, Cuprum met., Ipeca, Mercurius corr., Mercurius sol., Secale corn., Veratrum alb.*
émotive	*Argentum nitr., Gelsemium, Opium, Pulsatilla, Veratrum alb.*
épuisante	*China, Iodum, Phosphorus, Podophyllum*
farineux (des –)	• chez le constipé chronique : *Natrum mur.*
flatulente	*Agaricus, Aloe*
insécurité du sphincter	*Aloe, Natrum sulf.*

matinale	• besoin impérieux : *Aloe, Bryonia, Kali bich., Lilium tigr., Natrum sulf., Rumex, Sulfur, Tuberculinum* • le sortant du lit : *Lilium tigr., Rumex, Sulfur, Tuberculinum* • après le lever, et principalement après le petit déjeuner : *Natrum sulf.*
nuit	*Ferrum met.*
règles	la veille ou pendant : *Sepia*
repas (après le –)	*Capsicum, Natrum sulf.* (petit déjeûner)
sanglante	(cf aussi "Circulation ; hémorragies") *Ferrum phos., Ipeca, Nitri acid., Secale corn.* • noirâtre : *Kreosotum*
suite de froid	*Bryonia* • humide : *Colchicum, Dulcamara*
toux (avec –)	*Rumex, Tuberculinum*
type et aspect	(cf aussi "Sécrétions et excrétions") • acide : *Robinia, Phosphorus, Podophyllum* • aqueuse : *China, Croton, Ferrum met., Magnesia carb., Phosphorus, Podophyllum* • brûlante : *Chamomilla, Robinia* • couleur : - brunâtre : *Kreosotum* - grise : *Chelidonium* - jaune : *Chelidonium, Croton, Podophyllum* - jaunâtre avec matières comme de la pulpe d'oranges : *Natrum sulf.* - jaune orangé : *Kali phos.* - jaune verdâtre : *Robinia* - verdâtre, épinards hachés : *Aconit, Argentum nitr., Chamomilla, Magnesia carb., Mercurius sol. Podophyllum* - vert olive : *Secale corn.* • écumeuse : *Chelidonium, Iodum, Magnesia carb.* • explosive : *Croton, Natrum sulf., Podophyllum, Secale corn.* • gélatineuse : *Colchicum* • glaireuse : *Graphites* • graisseuse : *Iodum* • infectieuse : *Arsenicum alb., Colchicum, Eupatorium perf., Ferrum phos., Ipeca, Lycopodium, Veratrum alb.* • matières indigérées : *China, Ferrum met.* • muqueuse : *Graphites* • odeur : - fétide : *Ailanthus, Arsenicum alb., Graphites, Kreosotum, Kali phos., Nux mosch., Podophyllum, Pyrogenium* - œufs pourris : *Chamomilla* - sure, aigre : *Calcarea carb., Magnesia carb.*
urinant	*Alumina*

Sensations

battements, pulsations	*Glonoïn, Kali bichr., Lachesis, Veratrum vir.*
blanc d'œuf sur la peau	*Alumina, Baryta carb., Graphites*
bouillonnement	*Berberis*
boule	• dans la gorge : *Asa fœt., Ignatia, Platina, Sepia* • dans le rectum : *Sepia*
brûlure	*Arsenicum alb., Phosphorus, Sulfur* • intense malgré le refroidissement objectif : *Secale corn.* • intérieure (veines, capillaires, parties enflammées) : *Carbo veg.* • des muqueuses : *Sanguinaria* • paumes des mains et plantes des pieds : *Sanguinaria*
constriction	*Anacardium, Cactus, Lachesis, Moschus*
corps étranger	cf aussi "boule" : *Anacardium*
dédouble (qu'il se -)	*Anacardium, Petroleum*
élargissement d'une partie du corps	*Argentum nitr.* • tête, cou : *Glonoïn*
engourdissement	*Aconit, Actaea rac., Calcarea phos., Chamomilla, Cocculus, Colocynthis, Conium mac., Gelsemium, Graphites, Lycopodium, Natrum mur., Nux vom., Platina, Phosphorus, Rhus tox., Secale corn., Sulfur iod.* • pendant la douleur ou alternant avec elle : *Aconit, Chamomilla*
fourmillements	*Aconit, Agaricus, Calcarea phos., Natrum mur., Secale corn., Veratrum alb., Zincum met.*
froid	*Calcarea carb., Dulcamara, Ferrum met., Graphites, Lachnantes, Platina, Zincum met.* • interne : *Veratrum alb.* • localisé : *Calcarea carb., Chelidonium, Dulcamara, Graphites, Lycopodium, Platina, Sepia, Veratrum alb.* - vertex : *Calcarea carb., Sepia, Veratrum alb.*

Suite froid ▸

▸ *froid (suite)*	- occiput et nuque : *Chelidonium* - peau : *Dulcamara* - pieds et mains : *Dulcamara* - pied D : *Chelidonium* - régions douloureuses : *Dulcamara*
illusions cénesthésiques	*Anacardium, Argentum nitr., Glonoïn, Petroleum Sabadilla*
insectes rampants	*Agaricus*
lit trop dur	*Arnica, Nux mosch., Pyrogenium*
plénitude plus ou moins battante	*Aesculus, Glonoïn, Lilium tigr.*
pulsations	cf "battements"
quelqu'un est couché à côté de lui	*Petroleum*
reptation	*Agaricus, Lachesis*
sang (qu'il à trop de -)	*Aesculus*
tampon obstructif	*Anacardium, Naja, Spongia*
tiraillement en arrière	*Croton, Plumbum*
toile d'araignée	*Alumina, Baryta carb., Graphites*
tremblement intérieur	*Actaea rac., Argentum nitr., Caulophyllum, Gelsemium, Platina*

Sommeil

agité	(cf aussi "Généralités; agitation") *Arsenicum alb., Cina, Phosphorus, Sulfur iod., Thuya* • impatiences : *Zincum met.,* • terreurs et grincements de dents : *Cina*
cauchemars	*Argentum nitr., Ferrum phos., Hyosciamus, Lachesis, Lycopodium, Medorrhinum, Mercurius sol., Natrum mur., Natrum sulf., Psorinum, Sepia* • serpents : *Argentum nitr.* • mort : *Lachesis*
insomnies	*Actaea rac., Arnica, Arsenicum alb., Carbo veg., Coffea, Gelsemium, Ignatia, Lachesis, Lycopodium, Nux vom., Opium, Spigelia, Thuya* • après traumatisme physique ou psychique : *Arnica* • après émotion joyeuse : *Coffea* • avec agitation : *Arsenicum alb., Gelsemium, Spigelia, Zincum met.* • avec palpitations : *Spigelia* • avant minuit : *Phosphorus* • après minuit : *Arsenicum alb.* • 3 h du matin : *Nux vom., Thuya*
jambes	• impatiences : *Zincum met.* • doit croiser les - pour s'endormir : *Rhododendron*
suffocations à l'endormissement	*Lachesis, Phosphorus, Spongia*
sursauts musculaires à l'endormissement	*Gelsemium, Hyosciamus, Ignatia, Lachesis, Natrum sulf.*
terreurs nocturnes	*Calcarea carb., Cina, Hyosciamus, Kali phos., Psorinum Stramonium*

Sueurs *(cf aussi "Sécrétions et excrétions")*

abondantes	• aigres, huileuses : *Bryonia* aigres, ne soulageant pas : *Mercurius sol.* • chaudes de la tête après manger ou en s'endormant : *Chamomilla* • dès qu'il s'endort ou ferme les yeux : *Conium mac.,* • froides au moindre effort : *Kali carb.* • de la tête et des pieds : *Silicea* • améliorant tous les symptomes : *Psorinum* • au réveil : *Sambucus*
absentes	*Alumina, Nux mosch.* • pendant le sommeil : *Sambucus*
acides	*Calcarea carb., Graphites, Magnesia carb.*
aigres	*Bryonia, Calcarea carb., Hepar s., Magnesia carb., Robinia, Mercurius sol.*
chaudes	*Belladonna, Chamomilla, Ignatia, Ipeca, Lachesis, Nux vom., Opium, Pyrogenium, Sepia, Sulfur* • dans l'inflammation : *Belladonna* • avec besoin constant d'être découvert : *Opium* (mais les extrémités sont froides)
dormant	*Calcarea carb., Chamomilla, Conium mac.*
effort, exercice (au moindre –)	*Kali carb., Psorinum, Tuberculinum*
faciles	*Ferrum phos., Kali carb.*
fatigantes	*China, Mercurius sol., Phosphorus*
fétides	*Baryta carb., Iodum, Mercurius sol., Petroleum, Psorinum, Silicea, Thuya*
froides	*Baryta carb., Kali carb.*
huileuses	*Bryonia*
irritantes, corrosives	*Iodum, Lycopodium, Silicea*

linge (tachant le –)	• en bleu : *Iodum* • en jaune : *Sepia, Tuberculinum*
localisées, partielles	*Calcarea carb., Thuya* • aisselles : *Calcarea carb., Hepar s., Kali carb., Nitri acid., Petroleum, Sepia, Thuya* • extrémités : *Pulsatilla* • organes génitaux : *Petroleum* • pieds : *Baryta carb., Calcarea carb., Graphites, Petroleum, Psorinum, Silicea* • tête : *Calcarea carb., Silicea* - après manger ou en s'endormant : *Chamomilla* • tout le corps, sauf la tête : *Rhus tox., Thuya*
soulageant	• tous les symptomes : *Psorinum* • ne – pas : *Ferrum phos., Mercurius sol.*
visqueuses	*Lycopodium, Thuya*

ÉTATS MENTAUX

chagrin	*Actaea rac., Ignatia, Lachesis, Natrum mur., Sepia*
colère	*Aurum met.* (surtout rentrée), *Chamomilla, Colocynthis, Staphysagria* (surtout rentrée)
contrariété	*Ignatia*
émotion vive	*Arnica, Gelsemium, Ignatia, Opium*
frustration	*Aurum met., Staphysagria*
indignation	*Colocynthis, Staphysagria*
peur	*Aconit, Actaea rac., Apis, Argentum nitr., Arsenicum alb., Gelsemium, Ignatia, Opium, Sepia, Stramonium, Veratrum alb.*
soucis	*Nux vom.*
surmenage mental	*Anacardium, Arnica, Ignatia, Iris vers., Kali phos., Nux vom., Phosphorus.*
traumatismes psychiques	*Arnica, Causticum, Ignatia, Sepia*
vexations	*Colocynthis, Mezereum, Staphysagria*

ÉTATS PHYSIQUES

alcoolisme	*Agaricus, Capsicum, Lachesis, Nux vom., Opium, Ranunculus.*
brûlures	*Causticum*
éliminations	• insuffisance des — : *Zincum met.* • suppression des — : *Bryonia, Cuprum met. Zincum met.* (sueurs des pieds)

éruptions	• rentrées — : *Causticum, Zincum met.* • suppression d' — : *Apis, Arsenicum alb., Bryonia, Cuprum met., Dulcamara, Graphites, Hepar sulf., Mezereum* (douleurs post-zostériennes), *Petroleum, Psorinum, Stramonium, Sulfur, Zincum metal.*
excès (aliments, alcool, tabac)	*Antimonium crud., Iris vers., Lachesis, Nux vom.*
gonorrhée	*Medorrhinum, Thuya*
infections trainantes ou répétées	• rhino-pharyngites à répétition, ulcères trainants, etc... *Medorrhinum, Silicea, Thuya*
médicaments	*Nux vom., Thuya.*
perte de liquides organiques	*China*
piqûres	*Ledum* (insectes ou instruments piquants)
sédentarité	*Nux vom.*
sexualité	• abstinence : *Conium mac.* • refoulement : *Conium mac., Platina, Staphysagria* • excès : *Agaricus, Anacardium, Calcarea carb., Conium mac., Gelsemium, Kali bich., Kali carb., Kali phos., Lycopodium, Nux vom., Staphysagria*
sueurs (suppressions de —)	*Dulcamara* (par le froid), *Zincum met.,* (des pieds),
surmenage	• psychique : *Anacardium, Ignatia, Phosphorus* • physique et psychique : *Arnica, Kali phos., Nux vom. Phosphorus, Ruta, Silicea.* • sommeil (manque de -) : *Causticum, Cocculus, Colchicum, Zincum met.*
toxi-infection alimentaire	*Paratyphoïdinum B*
traumatismes	*Arnica, Ledum, Ruta* • psychique : *Ignatia* • physique et/ou psychique : *Arnica* • crânien : *Arnica, Hypericum, Natrum sulf.* • nerveux : *Hypericum* • chirurgical : *Allium cepa* (amputation), *China* (hémorragies), *Staphysagria* • indurations glandulaires : *Conium mac.*
vaccinations	*Pertussinum* (coqueluche), *Silicea, Thuya, Tuberculinum* (BCG).

CONDITIONS EXTÉRIEURES

froid	• bain froid : *Antimonium crudum* • humide : *Bryonia, Calcarea carb., Dulcamara, Kali carb., Natrum sulf., Rhus tox., Thuya* • sec : *Aconit, Bryonia, Causticum, Hepar sulfur, Nux vom.* • passage subit du temps chaud au froid : *Dulcamara*
chaleur radiante (exposition à la —)	(cf aussi "Tête-insolation") *Antimonium crudum, Lachesis, Natrum carb.*
humidité sous toutes ses formes	*Natrum sulf., Thuya.*
mer (séjour à la –)	*Apis, Natrum mur.*
redoux	*Ferrum phos., Gelsemium.*

Tête

congestion

- en général : *Aconit, Arnica, Belladonna, Bryonia, Crocus, Ferrum met., Gelsemium, Glonoïn, Lachesis, Opium, Sanguinaria, Spongia, Sulfur, Veratrum vir.*
- aiguë:
  - active : *Aconit, Arnica, Bryonia, Belladona, Cactus, Glonoïn, Sanguinaria, Veratrum vir.*
  - passive : *Gelsemium, Opium*
- tête congestionnée et chaude, alors que le reste du corps est froid : *Arnica*
- afflux de sang à la tête, au moindre effort, avec palpitations : *Spongia*

fontanelles (béance)

Calcarea phos.

hypersensibilité

Glonoïn

- du cuir chevelu : *China, Lycopodium*

insolation

Belladonna, Gelsemium, Glonoïn, Lachesis, Veratrum vir.

sensations

- augmentation de volume de la tête : *Glonoïn*
- eau froide versée sur la tête : *Cuprum met.*
- froid glacial de l'occiput à la nuque : *Chelidonium*
- nuage sombre autour de la tête : *Actaea rac.*
- poids lourd sur le sommet du crâne : *Cactus*
- vertex : chaleur du – : *Sulfur*
  vertex : froid : *Calcarea carb., Veratrum alb.*

sueurs

- du cuir chevelu : *Calcarea carb.* (< nuit)
- de toute la tête : *Silicea*
- chaudes après manger ou en s'endormant : *Chamomilla*
- froides du front : *Veratrum alb.*

CEPHALEES

localisation

- occipito-sus-orbitaire (névralgie d'Arnold)
  - plutôt droite : *Actaea rac., Gelsemium, Lachnantes, Sanguinaria*
  - plutôt gauche : *Spigelia*
  - indifférente : *Bryonia, Silicea*
- occipitale : *Actaea rac., Bryonia, Carbo veg., Chelidonium, Gelsemium, Kali phos, Natrum mur., Petroleum, Silicea, Spigelia*

suite localisation ▸

▸ *localisation (suite)*

- sus-orbitaire : *Aloe, Actaea rac., Anacardium* (D +) *Chelidonium, Kali bichr.* (D +), *Naja, Sticta*
  - irradiant vers l'occiput : *Naja*
- syncipito-occipitale : *Sabina*
- temporale G : *Naja*

évolution

(cf aussi "Douleurs; évolution")

- début brutal et fin progressive : *Sabina*

---

type de la douleur

- battante : *Belladonna, Cactus, Crocus, Glonoïn, Ferrum met., Ferrum phos., Lachesis, Naja, Natrum mur., Sanguinaria*
  - avec rougeur de la face : *Belladonna*
  - avec dilatation et battements des temporales : *Sanguinaria*
- clou : *Ignatia, Kali bich., Nux vom., Thuya*
- congestive : *Aesculus, Aloe, Cactus, Sulfur*
  - pesante et serrante : *Gelsemium*
- constrictive : *Cactus*
- éclatante : *Aconit, Bryonia, Capsicum, China*
- pressive : *Anacardium, Magnesia mur., Sabina*

---

type clinique

- étudiants : *Anacardium, Natrum mur., Tuberculinum*
- migraine bilieuse : *Carduus mar., Chelidonium, Chionanthus, China, Mercurius sol., Sanguinaria*
- migraine ophtalmique : *Cyclamen, Gelsemium, Iris vers., Kali bich., Natrum mur., Sanguinaria*
- migraine menstruelle : *Actaea rac., Sepia*
- périodique : *Magnesia mur.*

---

aggravation

cf aussi "Aggravations"

- lumière : *Crocus*
- règles : *Actaea rac., Sepia*
- soleil (suivant le cours du –) : *Natrum mur., Sanguinaria*
- toussant : *Bryonia, Capsicum, Lycopodium*

---

amélioration

- diarrhée : *Aloe, Antimonium crud.*
- mangeant : *Anacardium, Actaea rac., Iodum, Psorinum*
- lumière : *Crocus*
- règles (dès l'apparition et pendant la durée des –) : *Allium cepa, Lachesis, Zincum met.*
- soutenant sa tête avec ses mains : *Bryonia, Glonoïn, Nux mosch.*

Thorax
(cf aussi "Respiration" et "Circulation")

brûlure (sens. de – dans la poitrine)	*Medorrhinum* • sensation de bouffée de chaleur : *Phosphorus*
chapelet costal	*Calcarea phos.*
constriction (sens. de)	*Aconit, Cactus, Iodum, Lachesis, Lilium tigr., Moschus, Naja, Phosphorus, Spigelia*
douleurs : localisations	• base D : *Bryonia, Chelidonium, Kali carb., Lycopodium, Mercurius sol., Ranunculus* • base G : *Calcarea phos., Natrum sulf., Rumex* • intercostales : *Bryonia, Magnesia carb., Magnesia phos., Mezereum, Nux vom., Ranunculus, Silicea* • paroi thoracique D : *Chelidonium* • pointe de l'omoplate D : *Chelidonium* • précordiale (région –), avec irradiations vers l'épaule et le bras G : *Aconit, Actaea rac., Cactus, Glonoïn, Naja, Spigelia* • sous-mamelonnaires G : *Actaea rac., Moschus, Rumex, Spigelia*
sensations	• pression : *Crocus* • tiraillement en arrière : *Crotum* • vide : *Sepia*

besoins pressants avec douleurs irradiant dans toutes les directions	*Berberis*
brûlures	• uréthrales entre les mictions, cessant pendant celles-ci : *Staphysagria* • urines brûlantes et irritantes : *Cantharis, Capsicum, Mercurius corr.* • sensation de brûlure des reins : *Helonias*
congestion rénale	*Aurum met.*
douleurs aux angles costo-lombaires	*Solidago*
"draînage urinaire"	*Berberis, Solidago*
écoulements	cf "Sécrétions, excrétions"
incontinence	• marche, toux, rire, éternuements, efforts : *Causticum, Ferrum phos, Natrum mur., Pulsatilla, Rumex, Sepia* • douloureuse : *Apis* • énurésie : *Causticum, Cina, Lycopodium, Nux vom., Psorinum, Pulsatilla, Sepia, Silicea.*
inflammations urinaires (cystite, uréthrite)	• aiguë : *Apis, Cantharis, Capsicum, Kali bich., Kreosotum, Mercurius corr., Mercurius sol., Pareira br., Rhus tox.* • chronique : *Kali iod., Medorrhinum, Petroleum, Silicea Tuberculinum* • récidivante : *Psorinum.*
lithiase	*Aloe, Berberis, Calcarea carb., Lycopodium* • coliques néphrétiques (cf aussi "Généralités, spasmes") *Berberis, Calcarea carb., Cantharis, Dioscorea, Lycopodium*
néphrites	*Apis, Arsenicum alb., Carbo veg., Causticum, Kali carb., Lycopodium, Mercurius sol., Psorinum, Opium, Phosphorus, Plumbum, Sulfur* • aiguë : *Cantharis, Mercurius corr.* • aiguë, oedémateuse : *Apis, Colchicum, Mercurius corr.* • chronique : *Phosphorus* - hypertensive : *Aurum met., Plumbum met.* - albuminurique et oedémateuse : *Arsenicum alb., Colchicum*

Urinaire

rétention	• douloureuse : *Pareira br.* • parétique : *Alumina, Causticum, Magnesia mur.* • spasmodique : *Zincum met.* • ne peut uriner en présence de quelqu'un : *Natrum mur.*
urines : aspect	• abondantes et laiteuses : *Cina* • peu abondantes : *Solidago* • jaunes : *Chelidonium* • foncées : *Solidago* • sable rouge adhérent : *Berberis, Sepia* • sable rouge non adhérent : *Ledum, Lycopodium* • sédiment blanc : *Pareira br., Phosphorus* • sédiment de n'importe quelle couleur : *Solidago* • variables : *Berberis, Pulsatilla* • troubles, blanchâtres : *Phosphorus*
urines : débit	• écoulement intermittent chez les prostatiques : *Conium mac.* • pollakyurie, ténesme vésical : *Aesculus, Berberis, Cantharis, Capsicum, Kreosotum, Lilium tigr., Pareira br., Pulsatilla, Sabal ser., Sepia* • polyurie : *Aurum met., Cina, Gelsemium, Ignatia, Lachesis, Lycopodium, Natrum sulf., Phosphorus* - pendant les crises douloureuses, cessant avec elles : *Rhododendron* • variables : *Berberis*
vessie : sensations	• constriction : *Cactus* • pesanteur, plénitude : *Aloe*

Yeux

cataracte	*Phosphorus*
conjonctives	(cf aussi "paupières" et "Muqueuses") • congestion : *Aesculus* • inflammation (conjonctivite) : *Aconit, Allium cepa, Alumina, Apis, Arsenicum alb., Asa fœt., Belladonna, Crocus, Croton, Euphrasia, Ferrum phos., Ipeca, Kali iod., Kreosotum, Mercurius corr., Mercurius sol., Natrum mur., Pulsatilla, Rhus tox., Sulfur* • suite de froid sec : *Aconit* • écoulement doux, non irritant : *Allium cepa, Pulsatilla* • sensations : - sécheresse conjonctivale : *Crocus* - fumée devant les yeux : *Crocus*
choroïdite	*Phosphorus*
cornée (kératite)	*Asa fœt., Calcarea carb., Croton, Ipeca, Kali bich.*
glaucôme	*Belladonna, Phosphorus, Spigelia*
globes oculaires	• douloureux, spontanément et au toucher : *Eupatorium perf. Gelsemium, Ruta* (+ après efforts visuels) • exophtalmie : *Iodum, Spigelia* • rotation rapide : *Cuprum met.* • strabisme : *Agaricus, Alumina, Conium mac., Gelsemium, Hyosciamus, Mercurius sol.*
iris	inflammation (iritis) : *Asa fœt., Kali iod., Mercurius corr., Spigelia*
larmoiement	cf aussi "Sécrétions et excrétions" • abondant et brûlant : *Apis* • abondant mais non irritant : *Kali iod.* • brûlant et corrosif : *Arsenicum alb., Euphrasia, Iodum, Kreosotum, Mercurius corr., Mercurius sol., Psorinum* • doux : *Allium cepa, Ammonium mur., Pulsatilla, Sabadilla* • épais, tenace, filant : *Hydrastis, Kali bich.* • irritant : *Ambrosia*
névralgies oculaires	*Colocynthis, Crocus, Croton, Mezereum, Ranunculus, Rhododendron, Spigelia*
nystagmus	(cf aussi "Généralités ; spasmes") : *Agaricus*
paupières	(cf aussi "conjonctives") • inflammations (blépharites, orgelets, chalazions) : *Apis, Belladonna, Crocus, Croton, Euphrasia, Ferrum phos, Graphites, Hepar s., Kreosotum, Mercurius corr., Mercurius sol., Pulsatilla, Pyrogenium, Sepia, Sulfur iod., Staphysagria*

suite paupières ▸

► *paupières (suite)*	• blépharo-conjonctivite chronique : *Calcarea carb., Euphrasia, Graphites, Hepar s., Mercurius sol., Psorinum Pulsatilla, Rhus tox., Silicea, Sulfur, Thuya, Tuberculinum* • oedème : *Apis, Arsenicum alb., Kali carb., Phosphorus* - angle interne de la paupière supérieure : *Kali carb.* • blépharospasme : cf "Généralités ; spasmes" • paralysie (ptosis) : *Alumina, Causticum, Conium mac., Dulcamara, Gelsemium, Sepia* • prurit : *Ambrosia, Ammonium mur.*
photophobie	*Conium mac., Graphites, Ipeca, Lachesis, Mercurius corr., Mercurius sol., Nux vom., Ranunculus*
pupilles	• mydriase : *Belladonna, Calcarea carb., Cina, Conium mac., Stramonium, Veratrum vir.* • myosis : *Opium*
règles	troubles oculaires liés aux – : *Actaea rac.*
rétine	• chorio-rétinite : *Gelsemium, Phosphorus* • hémorragie rétinienne : *Phosphorus*
sclérotique	• jaune : *Chelidonium* • enflammée : *Spigelia*
sensations	• yeux tirés en arrière : *Croton*
strabisme	cf "globes oculaires"
uvéite	*Phosphorus*
zona ophtalmique	*Croton, Mezereum, Ranunculus, Rhus tox.*

VISION

accomodation (troubles de l'–)	*Conium mac., Natrum mur., Ruta*
diplopie	*Gelsemium*
hémianopsie	• supérieure (ne voit que la partie basse des objets) : *Aurum met.* • droite (ne voit que la partie G des objets) : *Lycopodium*
micropsie	*Platina*
sexuelle (activité –)	troubles de la vue après – : *Kali phos.*
xanthopsie	*Cantharis, Cina*

définition et origine des médicaments

A : produit d'origine animale
B : produit d'origine biologique
C : produit chimique, naturel ou de synthèse
M : produit minéral
V : produit d'origine végétale.

Pages			
22	Aconit	Aconitum napellus *(Renonculacées)*	V
24	Actaea racemosa	Cimicifuga racemosa *(Renonculacées)*	V
26	Æsculus	Æsculus hippocastanum *(Hippocastanacées)*	V
28	Agaricus	Agaricus muscarius *(Agariacées)*	V
30	Ailanthus	Ailanthus glandulosa *(Simaroubacées)*	V
264	Allium cepa	Allium cepa *(Liliacées)*	V
32	Aloe	Aloe socotrina *(Liliacées)*	V
34	Alumina	Alumine	M
36	Ambra grisea	Ambre gris	B
264	Ambrosia	Ambrosia artemisiaefolia	V
38	Ammonium carbonicum	Carbonate d'ammonium	C
40	Ammonium muriaticum	Chlorure d'ammonium	C
42	Anacardium	Anacardium orientale *(Anacardiacées)*	V
44	Antimonium crudum	Sulfure noir d'antimoine	C
46	Antimonium tartaricum	Tartrate d'antimoine et de potassium	C
48	Apis	Apis mellifica	A
50	Argentum nitricum	Nitrate d'argent	C
52	Arnica	Arnica montana *(Composées)*	V
54	Arsenicum album	Anhydride arsénieux	C
56	Arum triphyllum	Arum triphyllum *(Aroïdées)*	V
58	Asa foetida	Ferula asa-foetida *(Ombellifères)*	V
60	Aurum metal	Or	M
62	Baryta carbonica	Carbonate de baryum	C
64	Belladonna	Atropa belladonna *(Solanacées)*	V
66	Berberis	Berberis vulgaris *(Berberidacées)*	V
68	Bryonia	Bryonia alba, ou dioïca *(Cucurbitacées)*	V
70	Cactus	Cactus grandiflorus *(Cactacées)*	V
72	Calcarea carbonica	Calcaire d'huître	AM
74	Calcarea fluorica	Fluorure de Calcium	C
76	Calcarea phosphorica	Phosphate tricalcique	C
264	Calcarea sulfurica	Sulfate de calcium	C
78	Cantharis	Cantharide	A
80	Capsicum	Capsicum annuum *(Solanacées)*	V
82	Carbo vegetabilis	Charbon végétal	VM
84	Carduus marianus	Carduus marianus *(Composées)*	V
86	Caulophyllum	Caulophyllum thalictroides *(Léonticacées)*	V
88	Causticum	Causticum de Hahnemann	C
90	Chamomilla	Matricaria chamomilla *(Composées)*	V
92	Chelidonium	Chelidonium majus *(Papavéracées)*	V
94	China	Cinchona calisaya *(Rubiacées)*	V
264	Chionanthus	Chionanthus virginica *(Oléacées)*	V
96	Cina	Artemisia cina *(Composées)*	V
98	Cocculus	Anamirta cocculus *(Ménispermacées)*	V
100	Coffea	Coffea arabica (cruda) *(Rubiacées)*	V
102	Colchicum	Colchicum autumnale *(Colchicacées)*	V
104	Colocynthis	Citrullus colocynthis *(Cucurbitacées)*	V

106	Conium maculatum	Conium maculatum *(Ombellifères)*	V
108	Crocus sativus	Crocus sativus *(Iridacées)*	V
110	Crotum tiglium	Crotum tiglium *(Euphorbiacées)*	V
112	Cuprum metal	Cuivre	M
114	Cyclamen	Cyclamen europeum *(Primulacées)*	V
265	Dioscorea	Dioscorea villosa *(Dioscoréacées)*	V
265	Dolichos pruriens	Dolichos pruriens *(Légumineuses)*	V
265	Drosera	Drosera rotundifolia *(Droseracées)*	V
266	Drymis	Drymis winteri	V
116	Dulcamara	Solanum dulcamara *(Solanacées)*	V
266	Ethyl sulfur dichloratum	Ypérite	C
118	Eupatorium perfoliatum	Eupatorium perfoliatum *(Composées)*	V
266	Euphrasia	Euphrasia officinalis *(Scrofulariacées)*	V
120	Ferrum metal	Fer	M
122	Ferrum phosphoricum	Phosphate ferroso-ferrique	C
266	Fraxinus	Fraxinus americana *(Oléacées)*	V
124	Gelsemium	Gelsemium sempervirens *(Loganiacées)*	V
126	Glonoïn	Trinitrine	C
128	Graphites	Graphite, mine de plomb	M
130	Helonias	Helonias dioïca *(Liliacées)*	V
132	Hepar sulfur	Calcii polysulfur	C
134	Hydrastis	Hydrastis canadensis *(Renonculacées)*	V
136	Hyosciamus	Hyosciamus niger *(Solanacées)*	V
267	Hypericum	Hypericum perforatum *(Hypericacées)*	V
138	Ignatia	Ignatia amara *(Loganiacées)*	V
140	Iodum	Iode	M
142	Ipeca	Ipecacuanha *(Rubiacées)*	V
267	Iris versicolor	Iris versicolor *(Iridacées)*	V
144	Kali bichromicum	Bichromate de potassium	C
146	Kali carbonicum	Carbonate dipotassique	C
148	Kali iodatum	Iodure de potassium	C
150	Kali muriaticum	Chlorure de potassium	C
152	Kali phosphoricum	Phosphate dipotassique	C
154	Kreosotum	Créosote officinale	V
156	Lachesis	Venin du Lachesis mutus	A
267	Lachnantes	Lachnantes tinctoria *(Haemodoracées)*	V
158	Ledum palustre	Ledum palustre *(Ericacées)*	V
160	Lilium tigrinum	Lilium tigrinum *(Liliacées)*	V
162	Luesinum	Sérosité de chancre syphilitique	B
164	Lycopodium	Lycopodium clavatum *(Lycopodiacées)*	V
166	Magnesia carbonica	Carbonate de magnesium	C
168	Magnesia muriatica	Chlorure de magnesium	C
170	Magnesia phosphorica	Phosphate dimagnésien	C
172	Manganum	Manganèse	M
174	Medorrhinum	Lysat de pus blennorragique	B
176	Mercurius corrosivus	Chlorure mercurique *(sublimé)*	C
178	Mercurius cyanatus	Cyanure de mercure	C
180	Mercurius solubilis	Mercure soluble de Hahnemann	C
182	Mezereum	Daphne mezereum *(Thyméléacées)*	V
267	Moschus	Musc	A
184	Naja	Venin de naja tripudians *(Cobra)*	A
188	Natrum carbonicum	Carbonate de sodium	C
188	Natrum muriaticum	Sel marin	M
190	Natrum sulfuricum	Sulfate disodique	C
192	Nitri acid	Acide nitrique	C
194	Nux moschata	Myristica fragans *(Myristicacées)*	V
196	Nux vomica	Strychnos nux vomica *(Loganiacées)*	V
198	Opium	Opium *(Papavéracées)*	V

268	Paratyphoïdinum B	Lysat de culture de Salmonella paratyphi B	B
268	Pareira brava	Cissampelos pareira *(Ménispermacées)*	V
268	Pertussinum	Lysat de crachat coquelucheux	B
200	Petroleum	Pétrole	M
202	Phosphorus	Phosphore blanc	M
204	Phytolacca	Phytolacca decandra *(Phytolaccacées)*	V
206	Platina	Platine *(mousse)*	M
208	Plumbum metal	Plomb	M
210	Podophyllum	Podophyllum peltatum *(Berbéridacées)*	V
212	Psorinum	Lysat de sérosité de lésions galeuses	B
214	Pulsatilla	Pulsatilla nigricans *(Renonculacées)*	V
216	Pyrogenium	Autolysat de viande de bœuf, de porc et de placenta humain	B
268	Quebracho	Aspidosperma quebracho	V
268	Ranunculus	Ranunculus bulbosus *(Renonculacées)*	V
268	Raphanus	Raphanus sativus niger *(Crucifères)*	V
269	Rhododendron	Rhododendron chrysantum *(Éricacées)*	V
220	Rhus toxicodendron	Rhus toxicodendron *(Anacardiacées)*	V
269	Robinia	Robinia pseudo-acacia *(Légumineuses)*	V
269	Rumex	Rumex crispus *(Polygonacées)*	V
222	Ruta	Ruta graveolens *(Rutacées)*	V
224	Sabadilla	Sabadilla officinarum *(Liliacées)*	V
270	Sabal serrulata	Sabal serrulata *(Palmacées)*	V
226	Sabina	Juniperus sabina *(Cupressacées)*	V
270	Sambucus	Sambucus nigra *(Caprifoliacées)*	V
228	Sanguinaria	Sanguinaria canadensis *(Papavéracées)*	V
230	Secale cornutum	Claviceps purpurea *(Micromycètes)*	V
270	Senna	Cassia angustifolia *(Césalpiniées)*	V
232	Sepia	Encre de seiche	A
234	Silicea	Silice	M
222	Solidago	Solidago virga aurea *(Composées)*	V
236	Spigelia	Spigelia anthelmia *(Loganiacées)*	V
238	Spongia	Spongia tosta (éponge calcinée)	AM
240	Staphysagria	Delphinium staphysagria *(Renonculacées)*	V
242	Sticta pulmonaria	Lobaria pulmonaria *(Lichens)*	V
244	Stramonium	Datura stramonium *(Solanacées)*	V
246	Sulfur	Soufre	M
248	Sulfur iodatum	Iodure de soufre	C
250	Thuya	Thuya occidentalis *(Cupressacées)*	V
252	Tuberculinum	Tuberculine brute	B
271	Tuberculinum residuum	Principes non hydrosolubles du B.K., en solution glycérinée	B
271	Urtica urens	Urtica urens *(Urticacées)*	V
254	Veratrum album	Veratrum album *(Liliacées)*	V
256	Veratrum viride	Helonias viride *(Liliacées)*	V
271	Viburnum	Viburnum opulus *(Caprifoliacées)*	V
258	Vipera	Venin de vipera aspis	A
260	Zincum metal	Zinc	M

Index du répertoire

Terreurs Nocturnes. 9 ou 15CH - coucher

Stramonium - besoin lumière et présence
- besoin partager chambre
- grince des dents
- lors terreur = s'agrippe
à agand

Kalium Bromatum - grince des dents et crie la nuit
agitat° des mains

Hyosciamus Niger - terreur ↑ excitat° + peurs
parle en dormant
croit voir animaux dans chambre
jalousie ++.

- Zincum métallicum
crie et grince des dents nuit
bouge MI

- Belladonna = lors accès fébrile

Kalium phosphoricum - crie et parle dans sommeil
→ surmenage intellect.

Silicea sommeil agité
somnambule, cauchemars
réveil en sursaut, anxieux, veut être couvert

Tarentula sommeil agité
hyperactifs
se balance avant de s'endormir.

Achevé d'imprimer par EDIRAP imprimeur, Paris 12e
Dépôt légal 4e trimestre 1991